手部反射区图

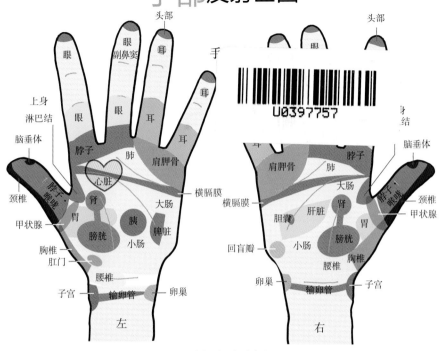

＊手掌朝着自己分配左右手

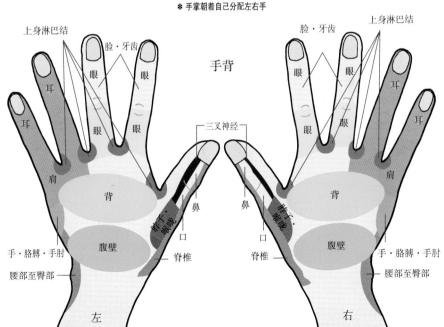

耳部反射区图

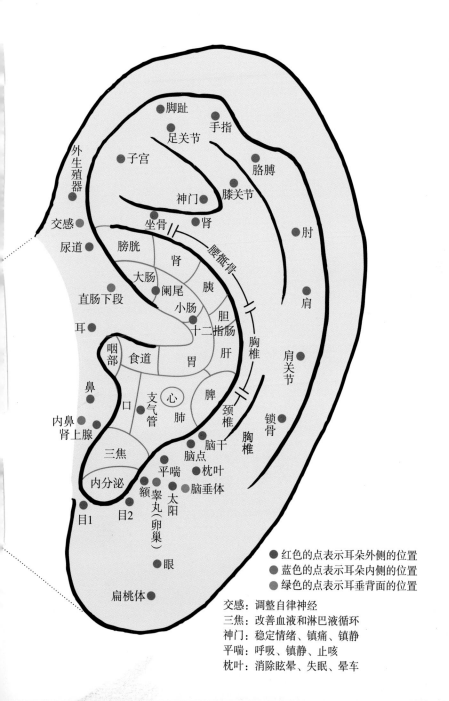

脚趾
手指
足关节
外生殖器
子宫
胳膊
神门
膝关节
交感
坐骨
肾
肘
尿道
膀胱
肾
腰骶骨
大肠
胰
肩
直肠下段
阑尾
小肠
胆
耳
十二指肠
肩关节
咽部
食道
肝
胸椎
鼻
口
心
脾
颈椎
锁骨
内鼻
支气管
肺
胸椎
肾上腺
脑干
三焦
脑点
内分泌
平喘
枕叶
额
脑垂体
目1
目2
睾丸（卵巢）
太阳
眼
扁桃体

● 红色的点表示耳朵外侧的位置
● 蓝色的点表示耳朵内侧的位置
● 绿色的点表示耳垂背面的位置

交感：调整自律神经
三焦：改善血液和淋巴液循环
神门：稳定情绪、镇痛、镇静
平喘：呼吸、镇静、止咳
枕叶：消除眩晕、失眠、晕车

脸部反射区图

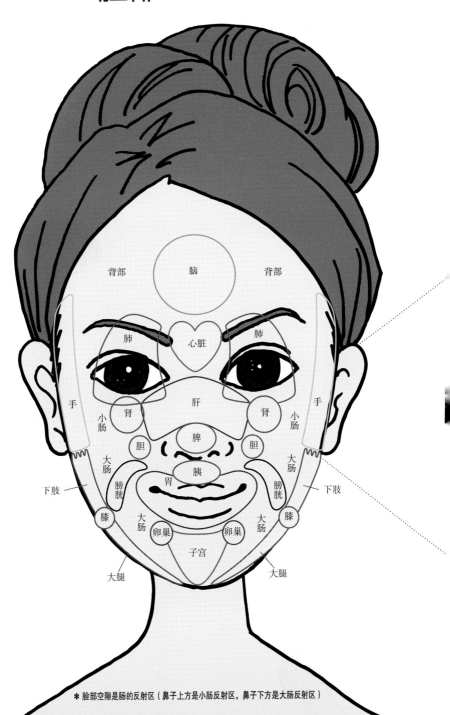

* 脸部空隙是肠的反射区（鼻子上方是小肠反射区，鼻子下方是大肠反射区）

足部反射区图

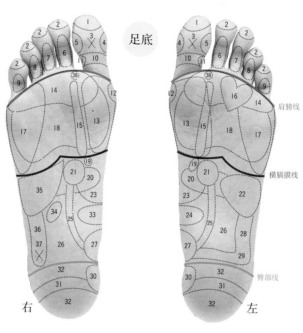

足底

肩膀线
横膈膜线
臀部线

右　　　　左

1 头顶	8 三半规管	16 心脏	24 胰脏	32 生殖器
2 副鼻窦	9 听力	17 肩胛骨	25 输尿管	（骨盆腔内）
3 脑垂体	10 后颈部	18 肺	26 小肠	33 十二指肠
（指纹中心）	11 乳突骨	19 肾上腺	27 膀胱	34 胆囊
4 下丘脑	12 胸腺	20 横结肠	28 降结肠	35 肝脏
5 松果体	13 甲状腺	21 肾脏	29 直肠	36 升结肠
6 眼球转动	14 肩	22 脾脏	30 肛门	37 回盲瓣·阑尾
7 视力	15 支气管·食道	23 胃	31 坐骨神经	38 甲状旁腺

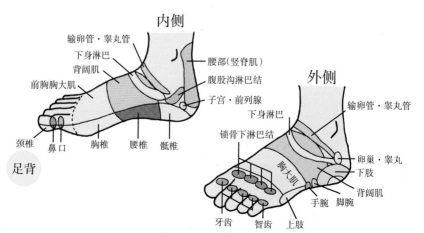

内侧

输卵管·睾丸管
下身淋巴
背阔肌
前胸胸大肌
颈椎
鼻口
胸椎
腰椎
骶椎

腰部（竖脊肌）
腹股沟淋巴结
子宫·前列腺
下身淋巴
锁骨下淋巴结

外侧

输卵管·睾丸管
卵巢·睾丸
下肢
背阔肌
手腕
脚腕
牙齿
智齿
上肢
胸大肌

足背

你所不知的棉签养生法

[日]市野小织　著

牛莹莹　译

世界图书出版公司

上海・西安・北京・广州

序

大家好！我是反射疗法师市野小织。

反射疗法师是通过按摩客人手足等部位，为客人带来健康的职业。工作一整天下来，自己也好想被舒舒服服地按摩上一番。但实际情况是，自己的手指已经疲惫到不可能再为自己服务了。

为此我尝试了穴位按摩棒啊按摩器等各种各样的东西，但总觉得哪里不对劲。体验不到手指按摩带来的"正中穴位"及"细致入微"的感觉，所以好希望能有另一个我存在……

直到有一天，棉签进入了我的视线。正想着这种又细小又容易折断的易耗品能派上什么用场呢？突然灵机一动，对了对了！就是这个！这不正是理想的按摩工具嘛！

从此，我对自我保健的诉求，从足部一直发展到了手部、脸部和耳部等反射疗法所能实施的所有部位。不知不觉中，坐到书桌前就拿起棉签，边看电视边拿着棉签已经成了一种习惯。

先涂反射区的外缘再涂满整个反射区，这是棉签独有的刺激方法；

只有棉签才能介入微小的反射区；根据不同的拿法，按摩力度甚至触觉都会有所不同……棉签反射疗法的世界不断扩展开来。棉签简单、低价又卫生，做了美甲的人士也好，因风湿病手指用不上什么力的人士也好，都能简单地获得这份舒适。想要把这份幸福传达给大家，是本书出版的初衷。

在商谈和摄影的过程中，工作人员也不知不觉中开始单手拿棉签做起了按摩。这就是棉签反射疗法所拥有的不可思议的感染力。也许是对用棉签才能体验到的至今未有过的"全新的刺激感"上了瘾，继而成了一种习惯吧。这正是棉签反射疗法的魅力所在！

另外，"反射区"可以反应和投射身体的状态，如果对此区域进行刺激，就能刺激相应的脏器和器官。本书通过对这些有效刺激方法的介绍，应该能够让大家"不由得做了"，然后切身体会到"回过神来发现变漂亮了"，"身体变轻快了"。

不光是足部，也请大家了解脸部、耳部、手部的反射区，从而一边尽情地享受按摩带来的舒适，一边变得美丽和健康！

市野小织

※ "反射疗法"原意为 Reflex，即"反射作用，反射"的意思。很多人认为反射疗法等同于脚底按摩，但反射疗法师是可以对身体各个反射区进行有效刺激的人。

※ 译者注：本书中出现的"棉签养生"特指"棉签反射疗法"。

✳ Contents

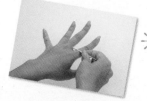

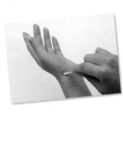

✳ Part 4 ｜ 棉签养生耳部篇 一起来刺激耳部反射区吧

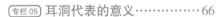

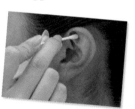

✳ Part 5 ｜ 棉签养生脸部篇 一起来刺激脸部反射区吧

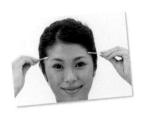

本书使用方法

本书记录了足部、手部、耳部和脸部的棉签反射疗法。

为了让初学者也能简单地操作棉签反射疗法,本书简洁明了地介绍了用棉签可以刺激到的穴位、反射区以及刺激的方法等。

刺激的反射区

记录此页介绍的棉签反射疗法所刺激到的反射区。

反射疗法的效果

记录此页介绍的棉签反射疗法所消除的身体不适或达成的效果等。

刺激的要点

记录刺激的要点、反射区以及刺激的方向。

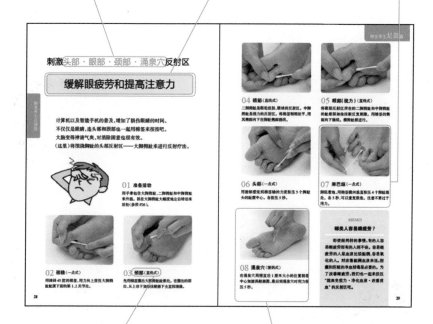

反射区和刺激的方法

记录刺激到的反射区和刺激的方法。刺激的方法在第 11~14 页上有详细介绍。

小知识介绍

介绍和棉签反射疗法有关的小知识。

Part 1

棉签养生基本篇
一起来试试棉签反射疗法吧

在开始棉签反射疗法之前，让我们先来掌握一下什么是棉签反射疗法，为什么会产生健康功效等基本问题吧。

什么是棉签反射疗法？

不只是足部！还有与各个器官相对应的手部·耳部·脸部

　　本书介绍的棉签反射疗法是指使用日常的棉签对身体的反射区进行刺激的方法。首先，我先对棉签反射疗法里的"反射疗法"进行说明。

　　说到反射疗法，比较有名的是用手指或者棒状物对脚底进行刺激的脚底按摩。"反射疗法 = 脚底按摩"是普遍的观念，所以，今天第一次听说手部、耳部和脸部也有反射区的人不在少数吧？

　　反射疗法也被称为"反射学"或"反射区疗法"，它由来已久，是通过对反射区的刺激来激活、镇静相关脏器，从而达到安抚身体的治疗方法。除了足部以外，在手部、耳部和脸部也都存在着对应各个脏器和器官的反射区。

　　反射疗法除了可以进行"通过反射区刺激人体各个器官"这样的远程治疗外，还拥有"在反射区反映身体状况"这样的优点。大家都知道"胃不好的人只要按到胃的反射区就会感到疼痛"这一说法吧？也就是说，只要了解了反射区的位置，谁都有可能观察到身体的不适甚至能够对其加以改善。

能发挥反射疗效的最好工具就是"棉签"

　　自从对反射疗法的好处产生共鸣以来，我成了一名反射疗法师，针对顾客们的健康管理、身体不适和体质改善提供一系列的反射疗法服务。

　　对于自己的健康管理，日常的反射疗法也是不可缺少的。但按摩了许多顾客的足部以后,手指已经非常疲惫,我也很想让它们休息一下……在寻找不损伤手指的自我保健方法并屡次失败后,我遇到了棉签。

拿起随意放在洗漱台上的棉签,尝试着刺激足部和手部,竟然感受到了前所未有的舒适感!它们尖尖的头部可以准确地捕捉到穴位,使刺激到达深处;可以用棉签头部来"按压"、用棉签侧面来"滑压";根据手拿位置的不同从而改变力的强弱度,这一点也很棒;因为头部是用柔软的棉花做的,所以稚嫩的脸部肌肤也可安心使用;当然能够安全地伸进耳朵里也是其原本就具有的功能;随用随扔可以保持卫生……棉签反射疗法的优点还真不少啊。从顾客那里得到的反馈也都非常好。

棉签作为家庭常备的物品,在百元店(类似国内的10元店)就能买到。相信大家都知道它作为掏耳朵的工具是很给力的,但只用来掏耳朵就太浪费了!首先,请大家试着用棉签来触碰一下手部或者脸部,随便哪里都可以。是不是会不由得找一些舒服的地方来按下去?能够让人下意识地进行反射疗法也是棉签的过人之处。

总之,这就是简单又舒适的"棉签反射疗法"。为了自身及家人的健康,希望大家能在日常生活中多加利用。

"棉签反射疗法"的特点:

纤细,能够有力地进入到反射点

能够产生手指达不到的细致深入的刺激
能够按压到微小的反射区、反射点
能够切实感受捕捉到的正确位置
即使是狭窄的空间也能进行转动
有细致入微的感觉
有"点""面"两种按压法

合适的按摩力度

强度合适,能够产生舒服的痛感
根据拿法的不同,可以自由调整力度
能够缓解皮下及更深的部位
用力过度会折断,不用担心按摩过度

合适的硬度

能够有力地按压骨头或者肌肉部位
接触到肌肤的部分很柔软
比手指尖锐,比银针柔软,可放心使用

卫生且舒适地放松!

如何享受棉签反射疗法？

只要有棉签就可随时进行

只要有棉签，随时随地都可以进行"棉签反射疗法"。为了能够随时进行，推荐大家把棉签放在随手可以取到的地方。

脸部、耳部是最适合观察的部位。在化妆或者肌肤保养前，试着将有粉刺、黑眼圈等不适部位和反射区图对照起来看一下吧。

和伴侣一起互相掏耳朵的时候，顺便检查一下对方的健康状况也很不错啊。

"棉签反射疗法"最为推荐的地方！

- 手不容易疲劳
- 即使做过美甲也能操作
- 安全
- 卫生
- 便宜（1 根约 0.5 日元而已）
- 轻巧
- 可随身携带
- 简单
- 随时能够感受操作带来的愉悦
- 能够到达细微的部位

▼

- 轻松愉快地变身为健康美人！
- 能够有力地进入反射区和穴位！所以有效！
- 细致、深入、简单。只有用棉签才能体验到的会上瘾的全新感触！

这种时候就用"棉签反射疗法"

- 早上化妆时一边照镜子一边检查健康状况 & 瘦脸
- 下午在办公室需要提高注意力
- 一边给孩子掏耳朵一边检查反射区
- 一天下来想要按摩身体疲劳部位

棉签的选择方法

—— 纸轴并且两端呈圆形的基本款棉签是首选！——

两头的棉花要多

棉花多了就会柔软，能够给予安全的刺激。如果棉花少了，用着用着轴就会冒出来，有伤害肌肤的危险。

价格不高也 OK

价格高不一定就好用。只要满足条件，在百元店里买的棉签也可以。

棉花要蓬松一点

棉花如果加工得过硬，就容易感觉到疼痛，从而失去棉签能够带来的舒适感。触摸棉签头部，以感到柔软蓬松为大致的标准。

轴要用纸制的

塑料制的轴稍一用力就会弯曲，这样就无法准确捕捉到反射区。木制的轴又稍硬了一些。

注意！

两头是尖的、加工成凹凸状或者螺旋状的都是不合适的。

棉花部分走形或者脏得厉害的时候，请更换棉签。

什么是反射疗法?

整个身体都有被投影的地方

在第 3 页我已经说明过,"反射疗法"是指通过对足底、手掌和脸部反射区的刺激来激活、镇静相关脏器,从而达到安抚身体的治疗方法,也就是所谓的"反射学"。好像很多人认为用手指或者棒状物对脚底进行刺激的脚底按摩就是反射疗法,但其实并非如此。大家会这么想,可能是因为最初在日本普及的反射疗法碰巧是针对足部进行的。

本书有针对足部、手部、耳部和脸部的反射区的介绍。每个部位都有人体被投影到的,与全身脏器和器官相对应的反射区。通过按摩相应部位,可以激活功能较弱的脏器、镇静因为炎症等而负担过重的脏器,从而起到远程调整脏器功能的遥控作用。同时,反射区能够反映出对应脏器的状态甚至人的情绪等,所以通过观察反射区可以了解到自己无法看到的身体内部状况。虽然不同的反射区可能连接着相同的脏器,但也不能错过各自的易刺激程度、传达方法以及安全性等特点和个性。

足部·手部·耳部·脸部……各自擅长的领域

举例来说,足部因为在人体的末端,所以离各个脏器都比较远,即使接受了强烈刺激也不会对脏器产生直接的损伤,所以较为安全。并且因为不太被照顾到,所以原始状态得以在足部呈现,成为最适合观察

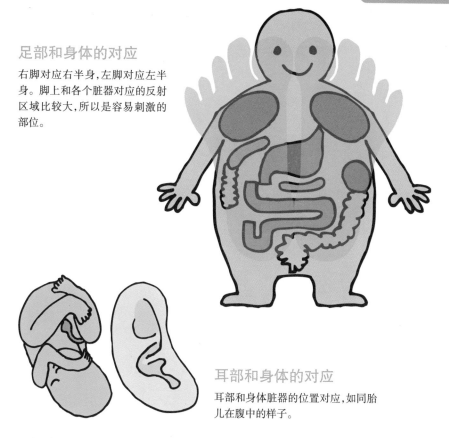

足部和身体的对应

右脚对应右半身,左脚对应左半身。脚上和各个脏器对应的反射区域比较大,所以是容易刺激的部位。

耳部和身体的对应

耳部和身体脏器的位置对应,如同胎儿在腹中的样子。

的部位。相反,一直被保持得很干净的手并不适合观察,却最容易进行刺激。

同样,脸部也适合观察。"黑眼圈重说明肾功能不太好"等,脸部拥有反映脏器状态的功能。脸部在通过刺激改善脏器的不良状况方面不如其他部位,但如果能迅速了解因脏器不适而造成的脸部问题,就能起到预防疾病的作用。

耳部因为离大脑近,所以对其刺激可以立竿见影。虽然地方小,却对全身都有效果。

本书介绍的并不是"反射疗法的棉签版",而是"充分发挥棉签的特点,只有棉签才能做到的反射疗法"。每一部分都会介绍各个部位的特征,以及如何将棉签反射疗法的特点发挥到最大限度。

棉签的 7 种拿法

棉签的基本拿法有 7 种。

根据接近的部位和方法（P16）的不同来区别使用，会更加安全和有效。

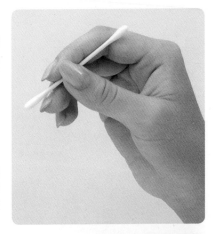

01 三根手指式

像拿铅笔一样，用三根手指牢牢地固定住棉签的轴。因为棉签头被固定住，所以能够不偏离目标部位给予刺激。在"描绘轮廓"等画线的时候使用。

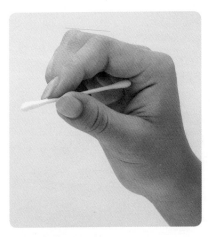

02 两根手指式

用食指和拇指握住棉签，用手掌顶住棉签尾部（后面的棉花部分）来固定，是进行"一点式""漩涡式"等强烈刺激时的拿法。

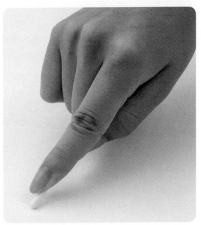

03 一根手指式

把食指放在棉签头上方。想要快速且轻柔地画线时，即使在狭窄的部位也能给予安全的刺激。在"直线式"以及对耳部反射区进行刺激时使用。

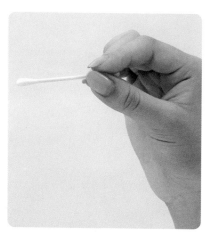

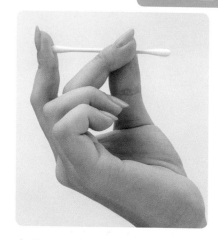

04 远拿式

用三根手指捏住棉签的尾部(后面的棉花部分)。因为离前面的棉签头有一定距离,所以可以防止用力过度,只给出轻柔的刺激。适合用于敏感的脸部。

05 顶住尾部式

用大拇指和中指握住棉签轴,用食指顶住棉签尾部。因为顶住了尾部,所以能够不抖动地捕捉到小的反射区。在想对反射区进行"一点式"的垂直刺激时使用。

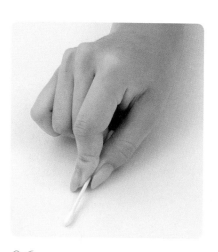

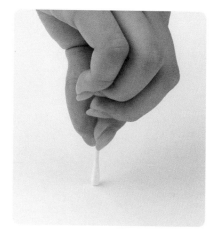

06 平放式

平放的棉签头部扩大了接触肌肤的面积。在完成反射疗法后,不施加压力地将皮下代谢物引流(滑压)出去时使用。常用于面积大的反射区。

07 螺丝刀式

用两根手指握住棉签轴,将棉签垂直在肌肤上,一边按着一边左右转动。可以不抖动地对手指、耳部等施压,也可以通过回旋刺激到周围皮肤。

15

刺激的方法

棉签有可能带来比手指更深更精准的刺激。

这里介绍实际运用在反射区的方法。

01 一点式

这是想刺激穴位、内分泌系统等"点"以及直接按压狭小的反射区时最常用到的方法。根据棉签拿法的不同，强度也会有所改变。还有个技巧是将棉签倾斜45度向上按压反射区，以免用力过度。

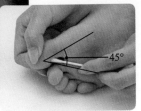

02 转压式

将棉签头按压在皮肤上，转动按压想要刺激的皮下部位，作为刺激反射区周围的预告，最后深入地按压中心部位。该方法适合对肌肉厚实部位以及骨头上方等坚硬部位进行按摩。

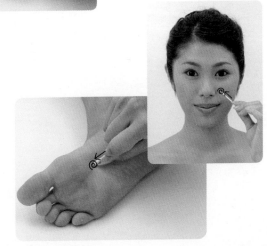

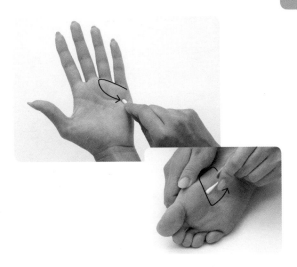

03 勾勒式

这是手指或者粗的棒无法做到的、能够感受到棉签反射疗法真正乐趣的方法。确认好反射区的准确位置后，用棉签像镶边似的描绘该轮廓。轻轻重复滑动几圈后，用 04~06 的方法填满轮廓里面的反射区即可。

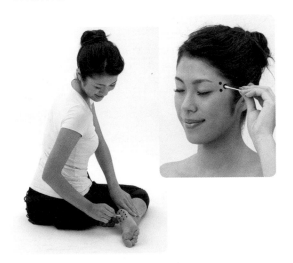

04 点状式（点状刺激）

这是针对面积较大，需要认真细致刺激反射区的方法。用棉签头轻轻地、点描式地往反射区中心点压。通过大范围地给予有节奏的轻巧细致的刺激，可以缓解皮下组织僵硬、排出代谢物。

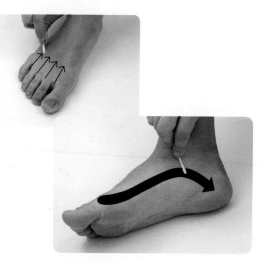

05 直线式（线状刺激）

常用于面积大且平坦的反射区。在 03 的"勾勒式"之后，于描好的反射区里朝着一定的方向（纵向或者横向）像填图般地画线。按照目标脏器（肠等）运行功能的方向来画会有刺激效果。有竖拿棉签和平握使用棉签侧面两种方法。

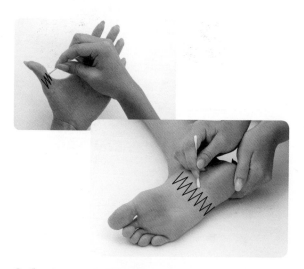

06 锯齿式（线状刺激）

上下左右、不定向地呈锯齿状在反射区中移动。适用于指根等细小的部位、隆起的部位以及皮下组织感觉僵硬的部位。

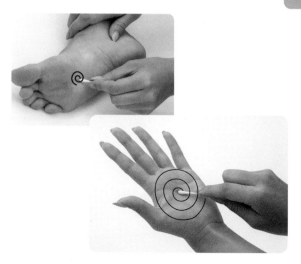

07 漩涡式

从反射区稍偏外侧的部位开始,朝着中心一圈圈地画圆,最后在中央用力按压 5 秒左右。不仅限于一点,而是通过画大大小小的圆将周围的皮下组织缓解开来。在刺激足部的涌泉穴、肾上腺和子宫等部位时使用。根据反射区的不同改变大小和强度。

快感！棉签反射疗法体验者的心声

可以切实感受到舒适和速效的棉签反射疗法。这里收录了一些实践者的心声。"我因为做了美甲后指甲很长,可即便这样还是可以用棉签用力地按压。""一边用电脑一边用左手进行脸部反射疗法,过后照镜子发现只有半边脸被提拉了。""在记反射区之前,先试着把脚趾摩擦了一遍,完了之后大吃一惊——脚趾之间的缝隙变大了！是因为浮肿和代谢物都消了,每个脚趾都变瘦了的缘故吧？被前所未有的爽快感打动了。"

除了本书介绍的针对各种不适而设计的按压法外,也推荐临摹足底、脸部等的"反射区图"。哪怕只是画好各个反射区的边沿,然后把中间涂满式按压,也会很舒服！这样既能刺激到各个脏器又能记住相对应的位置,简直就是实现一举多得的秘诀啊。

你所不知的棉签诞生秘闻！

棉签原本是用来干什么的呢？作为掏耳朵专用工具，棉签给人留下了深刻的印象。根据"日本卫生材料工业联合会"的定义，棉签是指"在纸轴或者塑料轴、木轴的一端或者两端接上棉花（脱脂棉），以清洁和擦拭为目的的物品"。

棉签诞生的契机发生在1923年的美国。丈夫利奥看到妻子将脱脂棉卷在牙签的头部来当棉签用，他想到了可以直接制作棉签。就这样他成立了一家婴儿用品公司，制造出全球最早的棉签产品。在美国，当时的商品名称"Q-tip"至今仍被当成是棉签的代名词。

日本在战后开始流行使用棉签，当时在日本制造的棉签都是木轴的。现在，除了最受欢迎的掏耳朵用的棉签之外，还有补妆用、医疗用、研究室做实验用、检查和清洁精密仪器用等种类，大致可以归为"一般用品""医疗用品"和"工业用品"三大类。

其中，仅仅是掏耳朵用的棉签，就有清晰显示污垢的黑色的、有黏性的、呈凹凸状的和呈螺旋状的等不同种类，它们陈列在商品柜台里，琳琅满目，独具日本特色！"棉签反射疗法"中用到的是最基本款，然而棉签的世界里似乎还隐藏着很多奥妙呢。

Part 2

棉签养生足部篇
一起来刺激足部反射区吧

反射疗法最具代表性的部位——足部。
让我们体贴地保养每天带着我们到处走的足部吧。
一定会马上见效的。

一起来记足部反射区吧!

最安全且能感觉舒适的部位

反射疗法最具代表性的部位是足部。因为足部是远离心脏和大脑的末端器官,且本身肌肤较为结实,所以相对于其他部位来说是安全性最高的。在疗效和安全性方面,足部反射疗法对体内的脏器起远程操控的作用,值得推荐。

另外,对于两只脚走路的人们来说,血液、代谢物等总是容易往下堆积,运动不足的现代人更是如此。可以说疲劳堆积的足部是能

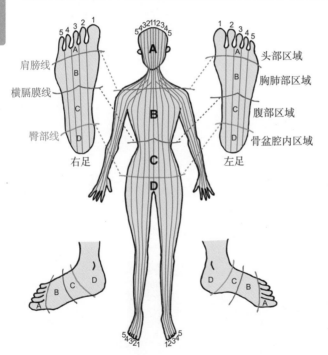

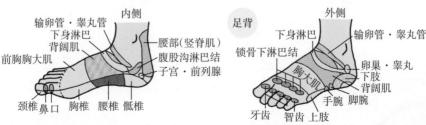

足部反射区图

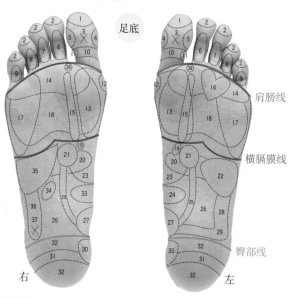

足底

肩膀线

横膈膜线

臀部线

右　左

1	头顶	8	三半规管	16	心脏	24	胰脏
2	副鼻窦	9	听力	17	肩胛骨	25	输尿管
3	脑垂体	10	后颈部	18	肺	26	小肠
	（指纹中心）	11	乳突骨	19	肾上腺	27	膀胱
4	下丘脑	12	胸腺	20	横结肠	28	降结肠
5	松果体	13	甲状腺	21	肾脏	29	直肠
6	眼球转动	14	肩	22	脾脏	30	肛门
7	视力	15	支气管·食道	23	胃	31	坐骨神经

32	生殖器
	（骨盆腔内）
33	十二指肠
34	胆囊
35	肝脏
36	升结肠
37	回盲瓣·阑尾
38	甲状旁腺

够充分体会到反射疗法带来的舒适和爽快感的地方。

　　如同很多人认为"因为不干净所以不好意思给人看"那样，足部不常被人见到，也是身体里最少被保养到的部位。正因为如此，脚底反而能够真实地反映出人的气质、身体和精神状况以及生活习惯等，对反射疗法的妙趣之——观察起到很大的作用。

　　足部每天带着主人四处行走，能够了解主人没有意识到的情况，并发出信号引起主人的注意。让我们通过棉签反射疗法细致入微的护理来愉悦身心吧！

足部棉签反射疗法这样做

足部棉签反射疗法的注意事项

足部因为离心脏和大脑比较远,所以能够相对安全地对其进行较强的刺激。然而,棉签的刺激比我们想象的要强,它甚至能够轻而易举地进入到肌肉的缝隙里面。所以第一次做的时候,我们不要上来就一个劲地挤压。另外,容易内出血的人要注意不要在一个地方过度按压。把用在一个地方的力气分散用在其他各个地方反而更加有效。

在有脚气的地方使用过的棉签不能用在别的地方,要马上换掉。对有炎症的地方(关节扭伤等)进行反复刺激

实施姿势①　跷腿坐

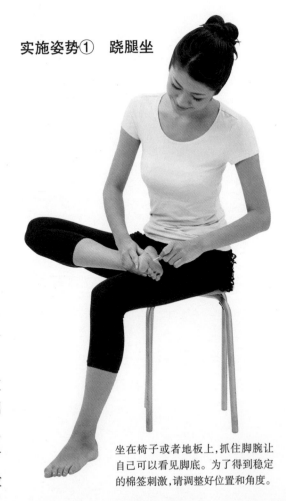

坐在椅子或者地板上,抓住脚腕让自己可以看见脚底。为了得到稳定的棉签刺激,请调整好位置和角度。

实施姿势② 侧身坐

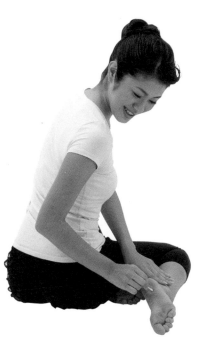

放松端坐,使脚底朝上。这样能够垂直按压到整个脚底,容易对皮肤厚且硬的脚后跟使上力。

实施姿势③ 屈膝坐

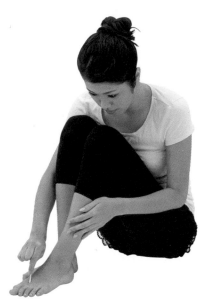

想要刺激趾甲和趾头的反射区时采用这样的坐姿。由于脚底稳稳地踏在地板上,可以进行较强的刺激。

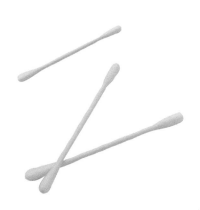

也不好。对于肠胃炎等脏器的不适,可从脚底进行远程刺激,能帮助脏器发挥作用。

另外,为了准确找到反射区进行刺激,要尽量保持能够正面看到脚底的姿势。

准备活动的做法

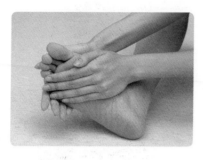

手掌升温

用双手手掌包住脚底和脚背,使其升温。为了使手的温度能够传达到脚部,要紧紧地贴在脚上。用 30~60 秒的时间,使足部感受到手掌的温度,整体得以升温。

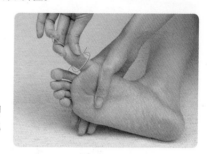

转动脚趾

用手把脚弄热了以后,分别抓住大脚拇趾、二脚拇趾等各个脚趾,稍稍往上提拉的同时大幅度地左右转动放松。

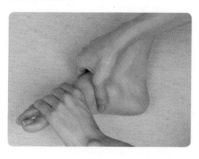

抓住脚拧

用两只手抓住脚掌,像拧毛巾一样地拧脚掌。(也推荐把手指插到脚趾里来转动脚腕的做法)

准备活动让按摩顺利进行

　　脚是身体里温度最低的部位。在进行棉签反射疗法之前,我们一起来用手掌包住脚趾和整个足部,让它们升温,直到和手的温度差不多。通过这项活动,可以稳定自律神经,消除足部肌肉的张力和僵硬块,也可以使棉签按压反射区时不容易感觉到疼痛。也建议畏寒的人事先加入大量盐分,进行足浴或泡澡。

　　代表脊椎部分的足弓,也是和多种脏器神经相连的自律神经、内脏神经的反射区。做准备活动不仅能刺激到脏器的反射区,事先沿着足弓骨从下往上按压、预先对脊椎区域进行刺激会得到更佳的效果。

倾听足部的声音！观察要点

通过棉签反射疗法来获得婴儿般柔软粉嫩的双足吧！

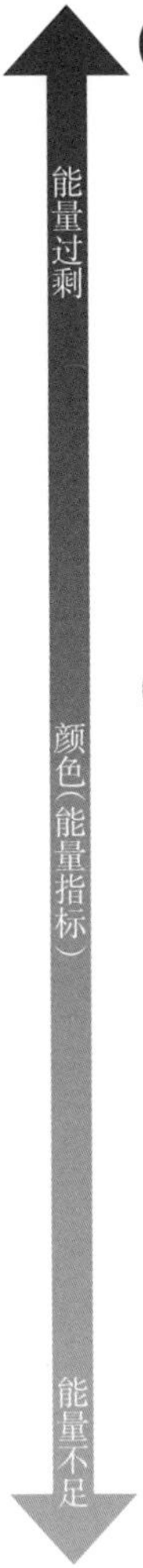
能量过剩
颜色（能量指标）
能量不足

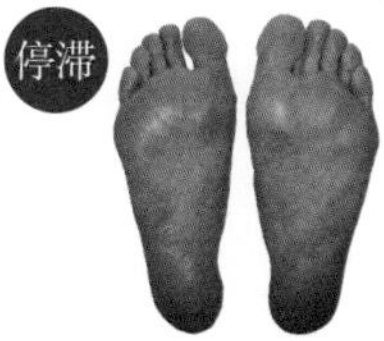
停滞

紫色

血液循环不畅造成瘀滞血液的氧化。疲劳难以消除，浑身乏力的抑郁状态。

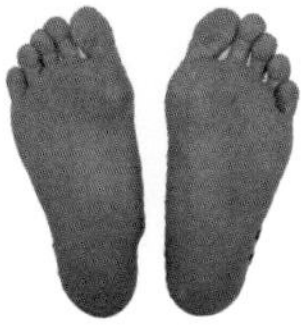

红色

由于摄取了过多的碳水化合物而造成糖质过剩。因繁忙造成了怒气和焦虑的累积。

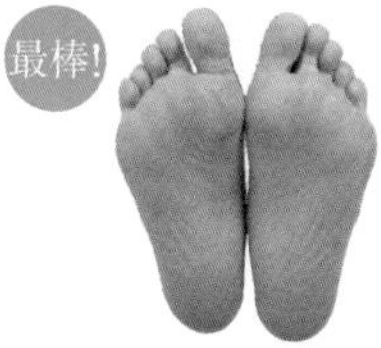
最棒！

粉色

理想的状况是脚尖呈稍稍偏红的粉色，脚心呈偏白的粉色，脚后跟呈偏红的粉色，以粉色为基础有层次地发生变化。

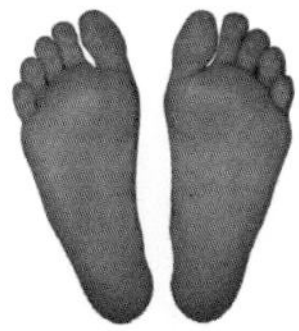

黄色

有可能是肝功能紊乱或身体累积大量疲劳。较多出现在过劳的人身上。

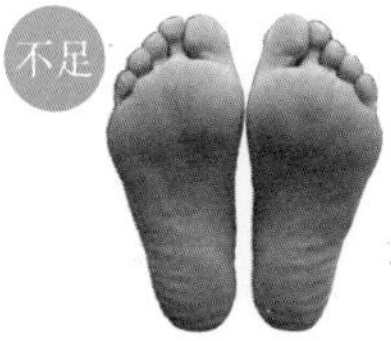
不足

白色

血液和淋巴循环不畅，有贫血的倾向。处于不想动脑的状态。

没有层次变化

不论哪种颜色，若整个脚掌呈一色，有自律神经紊乱的可能。

观察要点① 颜色

脚底的颜色代表身体状态、能量状态和血液状态等，每天都在变化。

观察要点② 角质

有没有一个地方总有角质堆积？角质是反射区的盔甲，是对应脏器衰弱的证据。

观察要点③ 脱皮

脱皮和脚气预示对应脏器免疫力低下，或者因对应脏器和器官的过度使用造成了全身免疫力的下降。

刺激头部·眼部·颈部·涌泉穴反射区

缓解眼疲劳和提高注意力

计算机以及智能手机的普及,增加了损伤眼睛的时间。

不仅仅是眼睛,连头部和颈部也一起用棉签来按按吧。

大脑变得神清气爽,对消除困意也很有效。

(这里)将围绕脚趾的头部反射区——大脚拇趾来进行反射疗法。

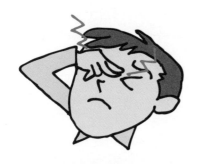

01 准备活动

用手掌包住大脚拇趾、二脚拇趾和中脚拇趾来升温。抓住大脚拇趾大幅度地左右转动来放松(参照 P26)。

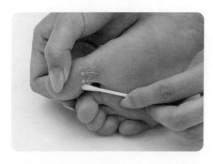

02 颈椎〈一点式〉

用倾斜 45 度的棉签,用力向上按压大脚拇趾趾腹下面的第 1、2 关节处。

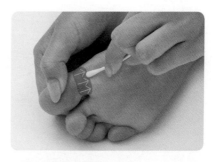

03 颈部〈直线式〉

先用棉签圈出大脚拇趾趾根处。在圈出的部位,从上往下如涂抹般画下去直到填满。

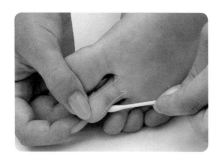

04 **眼部**〈直线式〉

二脚拇趾是眼轮匝肌、眼球的反射区。中脚拇趾是视力的反射区。将棉签稍稍放平,用其侧面向下在脚趾侧面画线。

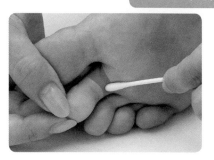

05 **眼部(视力)**〈直线式〉

将眼部反射区所在的二脚拇趾和中脚拇趾的趾根部如涂抹般反复刺激。用棉签的侧面向下画线。横跨趾根进行。

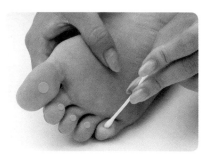

06 **头部**〈一点式〉

用能够感觉到棉签轴的力度按压 5 个脚趾头的趾腹中心。各按压 5 秒。

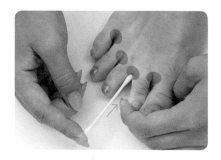

07 **淋巴结**〈一点式〉

脚底着地,用棉签横向垂直按压 4 个脚趾缝处。各 5 秒,可以重复数组。注意不要过于用力。

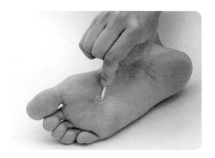

08 **涌泉穴**〈漩涡式〉

在涌泉穴周围直径 1 厘米大小的位置朝着中心如漩涡般画圆,最后到涌泉穴时用力按压 5 秒。

MEMO

哪类人容易眼疲劳?

即使做同样的事情,有的人容易眼疲劳而有的人则不会。容易眼疲劳的人是血液比较黏稠、容易氧化的人。对改善黏稠血液来说,胆囊和肝脏的净血排毒是必要的。为了改善眼疲劳,我们也一起来按压"提高免疫力·净化血液·改善贫血"的反射区吧。

刺激颈部·肩部·脊柱·胸大肌·胳膊·上身淋巴结·寰枢关节反射区

消除肩膀酸痛

不仅仅针对肩颈部酸痛的部位，还能扩展到胸大肌和背部等。

大脚拇趾里的寰枢关节反射区是关键。

扎实地按压那里能够感受到畅快感。

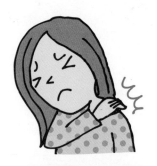

01 准备活动

用手掌包住大脚拇趾、二脚拇趾和中脚拇趾来升温。抓住大脚拇趾大幅度地左右转动来放松（参照 P26 ）。

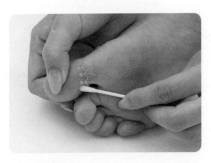

02 颈椎〈一点式〉

用倾斜 45 度的棉签，用力向上按压大脚拇趾趾腹下面的第 1、2 关节处。

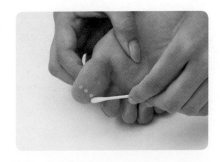

03 寰枢关节〈一点式〉

刺激寰枢关节的反射区。垂直向上按压大脚趾尖。一点点移动位置，横跨大脚拇趾。

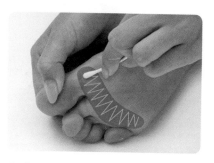

04 **肩部**〈锯齿式〉

反翘脚趾,圈出肩部反射区的外缘。在圈出的部位,从大脚拇趾往小脚拇趾方向上下大幅度地画锯齿状的直线。

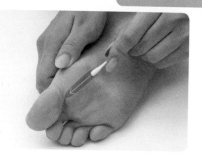

05 **脊柱**〈直线式〉

将食指放在棉签上,从跖骨的二脚拇趾一侧的边缘由下往上朝脚尖滑动。

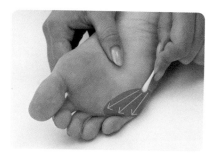

06 **肩胛骨**〈直线式〉

首先圈出肩胛骨的反射区,然后从下方朝趾头方向画线,填满整个反射区。

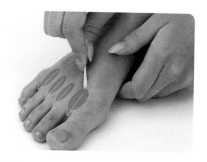

07 **上身淋巴**〈直线式〉

脚底着地,刺激位于脚背脚趾骨之间的上身淋巴结反射区。像扫出堆积在此处的代谢物似的推动。

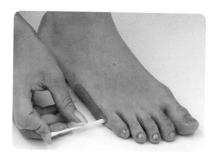

08 **胳膊**〈一点式〉

将棉签与脚垂直,从小脚拇趾沿外侧到脚中间骨头的胳膊反射区,用力挤压。手放在地面上操作会比较稳定。

MEMO

易抑郁的人会感觉疼痛?
寰枢关节

所谓的寰枢关节,指的是头颈结合处的关节,位于颈椎的第一节和第二节之间。其反射区位于大脚拇趾趾腹上 1/3 处。如果刺激这道上下分隔线的话,会切实身体会到"孙悟空摘了紧箍咒般""开眼"的爽快感。

刺激肝脏 · 泌尿器官 · 肠反射区

来排毒吧(提升新陈代谢 · 消除宿醉)

想要将代谢物尽早从体内排出,或者想从宿醉的疲惫中走出来,(这种按法)特别有效。

04~06 步骤只针对右脚对应的脏器,请和 P37 "消除便秘" 部分一起操作。

脚部冰凉畏寒的人,泡脚或者泡澡过后进行比较好。

01 准备活动

用两只手抓住脚掌,像拧毛巾一样地拧脚掌。(也推荐把手指插到脚趾里来转动脚腕的做法)(参照 P26)

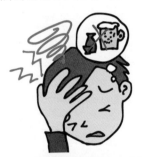

02 膀胱〈直线式〉

圈出蚕豆般大小的膀胱反射区,在圈出的区域里朝着脚后跟方向涂抹。只朝一个方向进行。

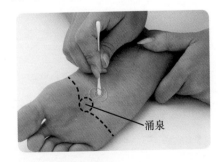

涌泉

03 肾脏〈漩涡式〉

在足部中央稍稍偏内的地方,圈出直径约 1 厘米大小的肾脏的反射区(涌泉穴下方),朝着中心如漩涡般画圆,到达中心后按压 5 秒。

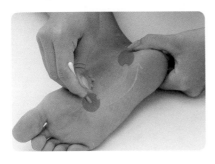

04 **输尿管**〈右脚〉〈勾勒式〉

将代表连接肾脏和膀胱的输尿管的线，用缓和的曲线描绘出来。重复 3 ～ 4 次。

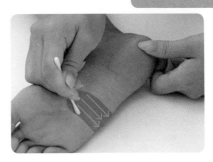

05 **肝脏**〈右脚〉〈直线式〉

圈出肝脏的反射区（肝脏的反射区只存在于右脚），在圈出的范围里从内侧向小脚拇趾方向单方向涂抹。

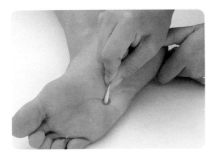

06 **胆囊**〈右脚〉〈一点式〉

对着胆囊的反射区（右脚中央、无名趾的延长线上），将棉签倾斜 45 度，朝着脚尖方向按压。　※ 饭后一小时内不要进行按摩。

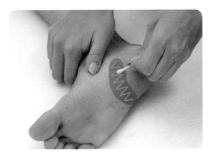

07 **排毒区域**〈锯齿式〉

圈出脚后跟上方的排毒区域，在圈出的区域里用棉签做锯齿式涂抹。

08 **重复** 02 ～ 04 **步**

重复一遍 02 ～ 04 步。04 ～ 06 步因为只针对右脚，所以可以和 P37 "消除便秘" 部分一起操作。

MEMO

对饮酒过度也有效的反射疗法

反射疗法通过刺激反射区来改善体内循环。酒精会随着血流加快循环速度，所以进行反射疗法前后都必须禁酒，但却很适合对于饮酒过度、宿醉的护理。图片 07 上显示的排毒区域也被称为 "第二个肝脏"，起到将过剩的酒精等排出体外的作用。僵硬处和有凹凸感的地方就是代谢物堆积的证据。想要消除宿醉的疲惫感和浮肿，就请试着拿起棉签借用这 "第二个肝脏" 的力量吧。

刺激肾脏·输尿管·膀胱·上身淋巴·下身淋巴反射区

消 肿

激活肾脏的功能。将代谢物排到淋巴管，让双腿更轻盈。

在一天即将结束的时候，按摩穿了一整天高跟鞋而疲惫不堪的双脚，就能永保美腿哦。

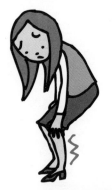

01 准备活动

用手掌包住脚掌和脚背来升温。也可以用盐水来泡脚和泡澡（参照 P26）。

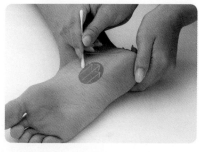

02 膀胱〈直线式〉

圈出蚕豆般大小的膀胱反射区，在圈出的区域里朝着脚后跟方向涂抹。只朝一个方向进行。

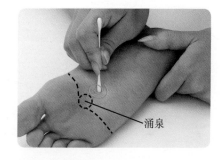

涌泉

03 肾脏〈漩涡式〉

在足部中央稍稍偏内的地方，圈出直径约 1 厘米大小的肾脏的反射区（涌泉穴下方），朝着中心如漩涡般画圆，到达中心后按压 5 秒。

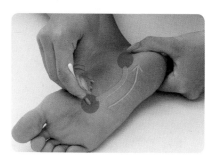

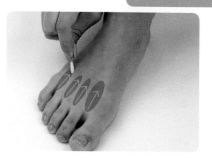

04 输尿管〈勾勒式〉

将代表连接肾脏和膀胱的输尿管的线,用缓和的曲线描绘出来。重复 3~4 次。

05 上身淋巴〈直线式〉

脚底着地,在脚背上脚趾之间的凹处,由脚尖往脚腕的方向按摩。在大脚拇趾和二脚拇趾之间仔细地促进代谢物的排出。

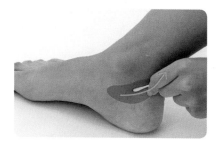

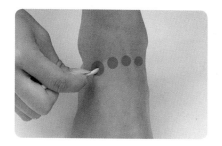

06 下身淋巴〈直线式〉

将棉签放平,置于内侧脚踝下方柔软凹陷的部位。用棉签侧面沿着内侧脚踝像描绘新月般地从下往上滑动。

07 脚腕结合处〈一点式〉

在脚和腿结合的地方,用棉签每隔 2 厘米轻轻地转动按压一个点。这是为了打开大门,将足部排出的代谢物从脚踝往上送的重要操作。

08 腿肚

用手掌从腿肚、胫部向上一直捋到大腿部。可以帮助代谢物从脚踝通过肌肉丰富的腿肚往循环较快的躯干部位输送、排放。

MEMO
好莱坞名流也爱的"泻盐"

加入富含矿物质和钠元素的粗盐和岩盐的足浴,对于消肿非常有效。最近比较吸引眼球的是以排毒力著称的英国产的"泻盐"。看上去和盐的外形相似,因此被称为"盐",但准确说是含有硫酸镁成分的盐。因为是在比岩盐更深的地层里开采出来的,所以富含铁、锰、镁等元素。它提升新陈代谢、促进发汗进而帮助减肥,所以据说在名流之间也非常流行。对浮肿来说,是见效快的救世主般的存在。可通过网络渠道购买。

刺激胃·胸椎·脊椎·肠·涌泉穴反射区

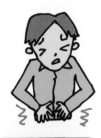

调理肠胃

刺激辅助胃功能的各个部位，也要按压理气的涌泉穴。

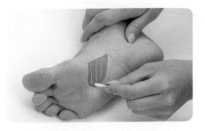

01 胃的下部〈右脚〉〈直线式〉

胃的下部反射区在右脚，可用棉签圈出轮廓，再由内向外涂满。

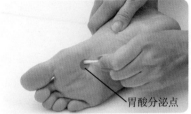
胃酸分泌点

02 胃酸分泌点〈右脚〉〈一点式〉

将棉签倾斜45度按压，可以促进帮助消化的胃酸的分泌。

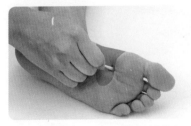

03 胃的上部·贲门部位〈左脚〉〈一点式〉

与01步相同，用棉签圈出轮廓，再由内向外滑动按压，再倾斜按压刺激连接食道和胃的贲门部位。

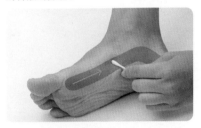

04 脊椎〈直线式〉

用棉签侧面沿着足内侧骨的下方，从大脚拇趾趾跟朝着脚踝单方向滑动按压。

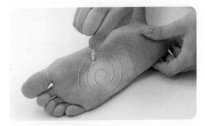

05 胃·肠〈漩涡式〉

如同搅动整个腹部般画大漩涡，以此促进肠胃蠕动。

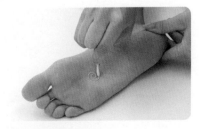

06 涌泉穴〈漩涡式〉

漩涡式刺激涌泉穴，以此来调整和稳定因胃功能不调引起的全身气紊乱。

刺激回盲瓣·大肠·小肠·排毒区域·
腰椎·骶椎**反射区**

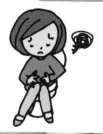

消除便秘

一起来用力刺激肠的各个部分,让脏器动起来吧。

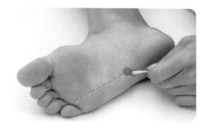

01 回盲瓣（右脚）〈漩涡式〉

位于脚后跟上方 1 厘米,脚外侧往里 1 厘
米的地方。通过刺激连接大小肠的回盲瓣,
使开合顺利进行。

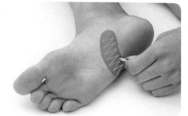

02 排毒区域·小肠〈锯齿式〉

圈好反射区后,在里面画满锯齿线,将滞留
的代谢物往大肠方向输送,再放松反射区。

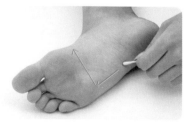

03 大肠（升结肠·横结肠）
（右脚）〈直线式〉

大肠的前半段反射区在右脚。按肠蠕动方
向画线条,重复数次。注意转角为直角。

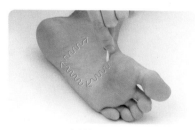

04 大肠（升结肠·降结肠·直肠）
（左脚）

左脚是大肠后半段的反射区。在反射区上
一边画锯齿线一边前进,效果更佳。

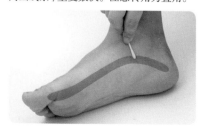

05 竖脊肌〈直线式〉

沿着脚内侧足弓骨下方的竖脊肌画"ヘ"
形。

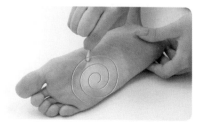

06 胃·肠〈漩涡式〉

肠部已经准备好了,现在来刺激整个腹部,
发出向肠胃进军的信号。

刺激竖脊肌(脊椎)·背阔肌·臀大肌·臀中肌·腿部反射区

消除腰疼

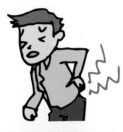

除了腰部和背部,腿部也容易疲劳,通过放松这几个部位可以让身体变轻松。

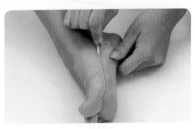

01 竖脊肌①(脊椎)〈直线式〉

从大脚拇趾的侧面一直到脚后跟,顺着骨头下方的边缘画"へ"形。

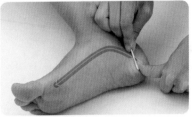

02 竖脊肌①(脊椎)〈直线式〉

这次用棉签的侧面从脚后跟往大脚拇趾的侧面滚动。重复 01、02 两个步骤。

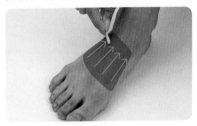

03 背阔肌〈直线式〉

横着拿棉签,从脚背中间部分开始往脚腕方向单向如扫地般捋上去。

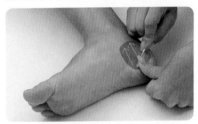

04 竖脊肌②〈直线式〉

将横着的棉签用手指在脚后跟内侧从下往上按。两只脚都做。

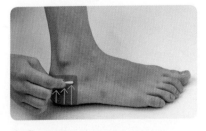

05 臀中肌·梨状肌〈直线式〉

脚后跟外侧到脚踝对应的是大腿和臀部的外侧面。横着拿棉签从下往上按。

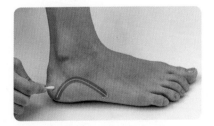

06 臀大肌·腿部〈直线式〉

用横着拿的棉签在脚的外侧面画"へ"形,可以放松大腿至下肢部位。

刺激头部・脑垂体・下丘脑・松果体・
三半规管**反射区**

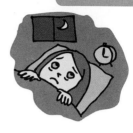

改善失眠・头晕

改善头部和脸部周边的晕眩感,也能消除地
震症候群、摇晃感。

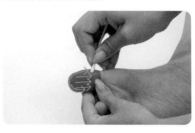

01 头部〈直线式〉

在大脚拇趾的趾腹上,从上到下画 5 条线。
侧面的两条要特别扎实。

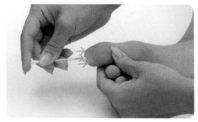

02 头部〈一点式〉

通过用力点按大脚拇趾的趾尖给予短刺
激,可使头顶部位变柔软。

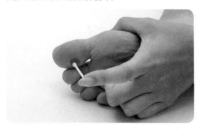

03 脑垂体〈一点式〉

充分地垂直按压大脚拇趾指纹的中央
5~10 秒。一天只限一次。配合深呼吸进
行更加有效。

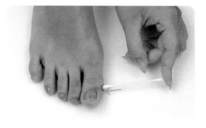

04 下丘脑〈一点式〉

用棉签垂直按压大脚拇趾的外侧 5~10 秒。

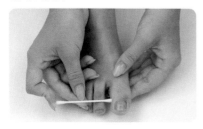

05 松果体〈一点式〉

在 04 步的反面,即大脚拇趾的内侧同样按
压 5~10 秒。

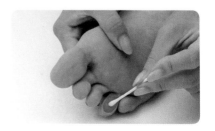

06 三半规管〈直线式・一点式〉

从脚无名趾的趾腹往趾根方向滑动按压,最
后在脚无名趾的趾腹中心用力按压 5 秒钟。

刺激**骨盆腔内** · 脑垂体 · 子宫 · 输卵管 ·
卵巢 · 淋巴主干**反射区**

改善痛经 · 月经紊乱 · 不孕

清理淤血,缓和经痛。和消肿一起做的话可以消除畏寒症。

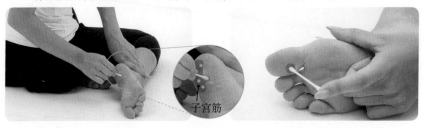

子宫筋

01 骨盆腔内〈点状式〉

用手掌固定住小腿,用力点描给予刺激。
仔细按压骨盆腔内、子宫肌肉的反射区(在
脚后跟内侧)。

02 脑垂体〈一点式〉

垂直点压大脚拇趾指纹的中央部位。保持
方便操作的姿势就 OK。

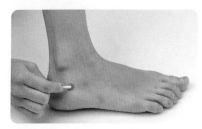

03 卵巢〈一点式〉

参照图片,不要点偏,轻轻地垂直或者倾斜
刺激 10 秒钟。

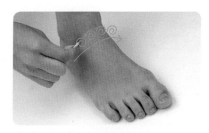

04 输卵管〈转压式〉

从卵巢到子宫,沿着脚腕沟部从外向内转
动着按压。

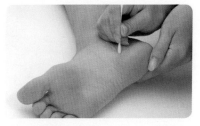

05 子宫〈一点式〉

参照图片,不要点偏,轻轻地垂直或者倾斜
放置 10 秒钟。

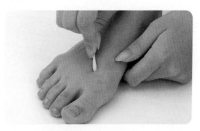

06 淋巴主干 · 大冲穴〈一点式〉

淋巴主干的反射区也是清理淤血的穴位。
转动着按压缓解经痛的穴位之后,朝着脚
趾缝滑压。

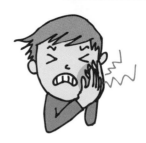

刺激牙齿·牙龈反射区

缓解牙周病·牙周炎

通过反射疗法，可以缓解牙龈浮肿和牙疼。

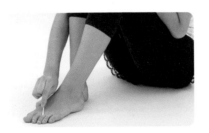

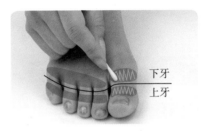

下牙
上牙

01 **牙齿·牙床**〈锯齿式〉

采用能轻松按摩到脚背、趾尖的姿势。大脚拇趾是门牙、小脚拇趾是智齿的反射区。

02 **牙齿·牙床**〈锯齿式〉

第一关节上面对应上牙，下面对应下牙。以第一关节为分界线对上下部位分别进行刺激。注意不要太用力。

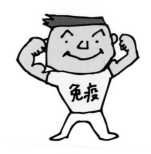

刺激肾上腺·肝脏·脾脏反射区

提高免疫力·净化血液

对花粉症和感冒症状、净化黏稠血液和改善贫血非常有效。

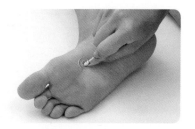

01 肾上腺〈漩涡式〉

虽然很小但却是主管免疫力的重要器官。一边画漩涡一边用力按压。

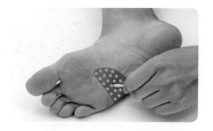

02 肝脏（右）·脾脏（左）〈点状式〉

圈好范围后，用强弱两种力度点状刺激整个区域，可以提高净化血液的功效。

专栏 02

还有其他部位的反射区图吗？

除了足部、手部、耳部、脸部的反射区图外，还有眼睛虹膜、舌头、背部、小腿肚等反射身体状态的器官和部位。另外，大家有没有过类似这样的体验：看牙齿时被牙医、理发时被理发师、美甲时被美甲师意外地说中当时的健康状况或者心理状态？

或许我们可以说这是根据经验统计出来的，专业人士想要把打交道的部位处理得更好，在解决多起实例的过程中产生了看到当中微妙变化的直觉。

以这些数据为基础发展开来的话，就能形成很多很多的身体反射区图了吧？

另外，请了解心理状态也能在反射区上投射这种现象。"（紧张得）胃疼""胃灼热""感到肩上的担子""胆战心惊""腰折（夭折）状态"等类似反映在器官上的感情表达在日常生活中经常见到。脏器眼看着就要有反应了，所以用语言说出来，这的确是特定器官对特定感情的反应。

悲伤反映在小肠；恐惧和不安则是胃部；生气是肝脏；固执、愤怒和憎恶是大肠；责任、放弃和担心则是肩膀等等。与反射区相对应的脏器有反应的时候，它背后隐藏着的情绪，你们想到了吗?!

Part 3

棉签养生手部篇
一起来刺激手部反射区吧

棉签反射疗法的一大特点就是轻便。
特别是手,因为经常露在外面,
所以可以随时随地进行棉签反射疗法。
也推荐上班时用来提神哦。

手部反射区图

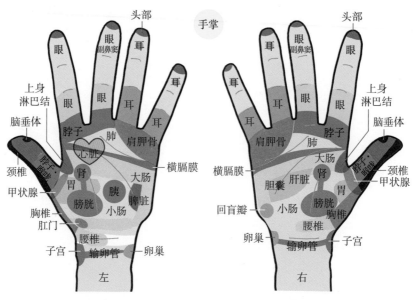

手掌

左

头部 眼 眼 副鼻窦 耳 耳

上身淋巴结 脑垂体 颈椎 甲状腺 胸椎 肛门 子宫 眼 眼 脖子 心脏 肾 胃 膀胱 腰椎 输卵管 肺 肩胛骨 耳 耳 横膈膜 大肠 胰 脾脏 小肠 卵巢 脖子·咽喉

头部 眼 副鼻窦 眼 耳

上身淋巴结 脑垂体 脖子·咽喉 颈椎 甲状腺 胸椎 卵巢 耳 耳 肩胛骨 横膈膜 胆囊 肝脏 回盲瓣 肺 大肠 肾 小肠 膀胱 腰椎 输卵管 脖子 胃 子宫

右

＊ 手掌朝着自己分配左右手

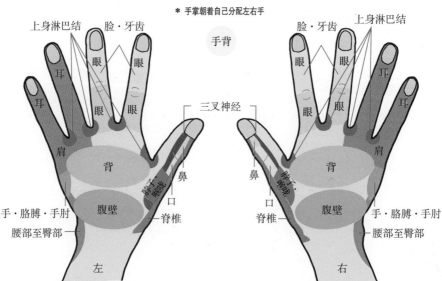

手背

左

上身淋巴结 脸·牙齿 眼 眼 耳 耳 眼 眼 肩 背 三叉神经 脖子·咽喉 鼻 口 脊椎 腹壁 手·胳膊·手肘 腰部至臀部

脸·牙齿 上身淋巴结 眼 眼 耳 耳 眼 眼 肩 背 鼻 脖子·咽喉 口 脊椎 腹壁 手·胳膊·手肘 腰部至臀部

右

46

因为一直露在外面,所以是最容易操作的

这里是进行棉签反射疗法最轻易最方便的地方了。日常生活中,手部因为一直露在外面,所以想到就可以随时随地进行按摩。当感觉到"现在眼睛有点儿疲惫!""肩膀开始酸了起来!"的时候,可以马上进行刺激,防患于未然。不需要准备工作,也不容易被周围的人注意到,所以工作中也可以进行,这点也很令人高兴。请一定在办公桌上放上几支棉签,趁工作间隙试试吧。

手部反射区的特点是,与脖子以上的脏器、器官对应的反射区面积很大。比如,副鼻窦的反射区在手指的第1、2关节处。足部也有副鼻窦的反射区,但手部的比足部的要大1/3左右。面积大的反射区容易进行刺激,所以对于花粉症的治疗还是比较推荐手部。

说手是人们最常使用的部位也不为过,手部已经适应各种刺激,所以在使用棉签反射疗法时可以不用担心受伤或者用力过度,可以安心进行。

用棉签代替手来治愈手部

虽然对各种刺激很适应,但遗憾的是,手部并不适合观察身体状况。因为经常被别人看到,所以和足部比起来,人们更多地对其涂沫指甲油或者用护手霜保养。另外,我们讲话的时候也经常用手来表达意思。从这个意义上来说,习惯了"表演"的手部,不像足部和耳部那样保持着本来的面目,可以说并不适合观察身体状况。

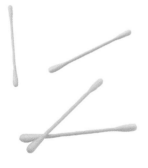

像我们反射疗法师一样从事手部工作(按摩)的人以及经常使用鼠标、键盘和智能手机的人,其手部是特别疲惫的。只要一试就应该能够感觉到,用棉签代替手来按摩手部的反射区是多么舒服的一件事。现在就用棉签反射疗法来放松和治愈手部吧。

手部棉签反射疗法这样做

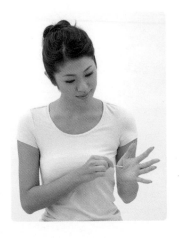

01 悬空按压

只要知道反射区在哪里，就可以通过自由变换手的方向找到自己容易操作的姿势。因为放松，所以手部的肌肉也得到舒缓。另一个方法是，拿棉签的手固定不动，移动被按摩的手。工作中、看电视或者聊天时最适合这种"一心两用式按摩"。

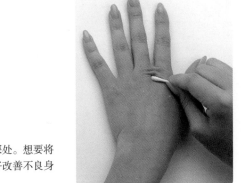

02 将手固定在桌子上按压

通过固定手掌，可以将刺激准确地送达深处。想要将棉签刺激小的反射区，或者想在家里好好改善不良身体状况时，都推荐这种方法。

平时就可以轻松进行的手部"一心两用式按摩"

　　注意：不要用力按压甲半月稍稍往下鼓起来的地方。因为指甲从这里开始生长，是指甲的"制造工厂"。皮肤下面有柔软的指甲，所以如果过度按压的话，会导致长出的指甲凹陷变形。

　　手部因为平时接受了各种刺激，所以皮肤还是比较结实的，但是也要注意不要一时疏忽把棉签头过深地插入肌肉纤维或者肌腱里。

手部反映出的身体信号

虽然手部不太适合观察身体状况,但还是能反映一些目前的身体状态,下面来介绍一下。

掌纹　　观察除看手相时用的很深的几条纹路之外的掌纹。若细小的纹路像蜘蛛网似的纵横无数且非常紊乱,表示对应脏器的负担很重。局部呈红色也是一样。

指甲　　无论哪个指甲出问题,首先要考虑肝脏失调。医学上也称为营养协调,因为处理营养、造血、生甲生发的正是肝脏。在吸烟人士身上经常可以看到黑色的指甲。另外,圆指甲的人士通常被认为心肺功能低下。

指头

· 手指上朝上的纹路较多 ⇨ 思考多的人、治疗师等
· 方且短的手指 ⇨ 踏实理性、喜欢简单明了的人
· 长又细的手指 ⇨ 喜欢艺术和音乐、细腻的人
· 手指方向不齐 ⇨ 想法没有条理的人

MEMO **万能！指甲霜**（解决各种指甲问题）

〈材料〉
乳木果油：10 克
薰衣草精油：2 滴
檀香木精油：1 滴
茶树精油：2 滴

〈使用方法〉
在乳木果油中滴入上述精油,完全搅拌后完成。取半粒米大小的乳木果油涂抹甲半月处皮肤变薄的地方,乳木果油会融化至整个指甲。

改善眼疲劳

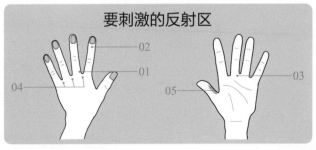

要刺激的反射区

放松脸部和颈部周边，预防因眼疲劳引起的其他不适。

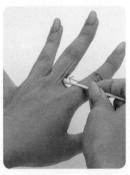

01

眼球
（限左手）
〈一点式·直线式〉

按压食指和中指指根两侧各5秒，纵向摩擦反射区。

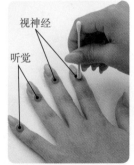

02

视神经·听觉
〈一点式〉

垂直轻按指甲和第1关节之间的位置。从食指至小指共4处。

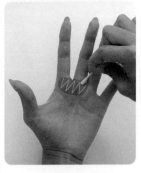

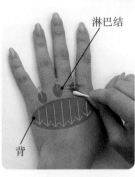

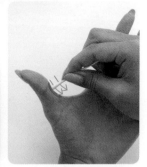

03 颈部·肩部

〈锯齿式〉

将棉签放在反射区上，做锯齿式移动来打开骨头之间和手掌的肌肉板结。

04 背部·淋巴结

〈直线式〉

先松开手指之间的淋巴结，然后在手背的背部反射区朝着手腕方向像扫地般滑压。

05 三叉神经

〈直线式〉

前后反复多次移动。可以预防眼部疲劳引起的头痛、干眼症和耳鸣。

* 三叉神经指的是与侧脸肌肉、咀嚼肌和知觉相关的最大的第5对脑神经。

刺激脊柱·肛门·直肠·大肠·回盲瓣反射区

消除便秘

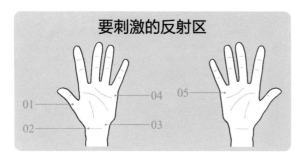

要刺激的反射区

01
02
04
03
05

刺激完所有内脏的反射区后,按肠的下方至上方的顺序进行,注意不要弄反方向。

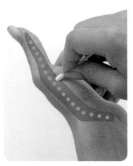

01

脊柱
〈一点式〉

按指尖到手腕的方向,每隔5毫米点压大拇指、手掌侧面的骨头边缘。可重复多次。

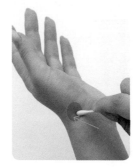

02

肛门
(限左手)〈转压式〉

用棉签转动按压位于左手拇指下方的手掌和手腕交界处。

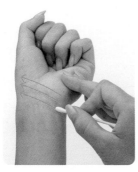

03 **直肠**
(限左手)〈直线式〉

从小拇指下方朝着02的肛门方向摩擦。绝对不能反方向进行。转动手腕更容易进行。

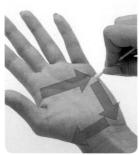

04 **大肠**
(限左手)〈直线式〉

从食指下方到小拇指、再从小指下方到手腕单方向描线。可重复多次。

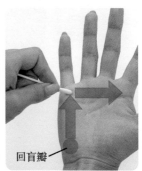

回盲瓣

05 **大肠·回盲瓣**
(限右手)〈直线式〉

从回盲瓣穴到小拇指、再从小拇指到食指下方,可重复多次,最后转动按压回盲瓣穴。

提高注意力·应对瞌睡

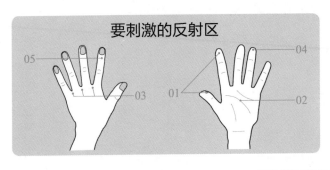

要刺激的反射区

一边动手指一边刺激相应的反射区,以此来醒脑吧。

01

脑垂体

(大拇指指纹的中心)〈一点式〉

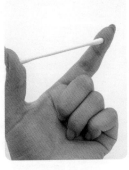

将棉签夹在大拇指和食指指纹的中心,以此来刺激两根手指。按同样方法将大拇指与其他手指组合直到小指。

02

劳宫穴

(穴位)〈一点式〉

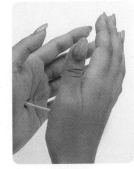

将棉签夹在两只手中间,用棉签两头按压位于手掌中央的劳宫穴。反向扭动手掌使周围也得到刺激。

03 **淋巴结**〈一点式〉

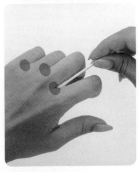

垂直用力按压指缝的位置5秒钟(3处)。刺激淋巴结活性和应对头昏脑胀。

04 **头部**〈一点式〉

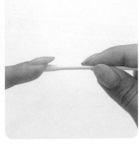

用力按压所有手指的指尖5秒钟,通过尖锐的刺激来提神醒脑。

05 **视神经·听觉**

〈一点式〉

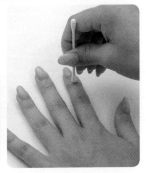

垂直轻按指甲和第1关节的中间。从食指至小指共4处。

＊ 劳宫穴:位于手掌中央,是恢复心脏元气的穴位。

棉签养生手部篇

刺激肝脏・胆囊・胰脏・脾脏・耳部反射区

消除宿醉・净化血液・促进血液循环

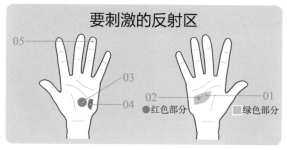

要刺激的反射区

05

03

04

02 — 01

●红色部分　■绿色部分

帮助制造新鲜血液，替换掉含有酒精和代谢物的血液。

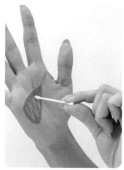

01
肝脏
（限右手）〈锯齿式〉

圈出反射区后，上下涂满圈出的部位。

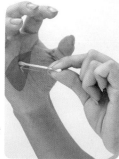

02
胆囊
（限右手）〈一点式〉

垂直用力按压 01 的中心 10 秒左右。想象将刺激送达肝脏的感觉。

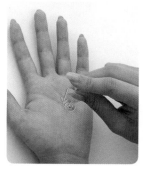

03　胰脏
（限左手）〈漩涡式〉

在无名指的延长线上漩涡式画 1 厘米大小的圈，到达中心后用力按压一下。

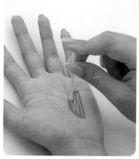

04　脾脏
（限左手）〈锯齿式〉

圈出反射区，锯齿式涂满圈出的部位。

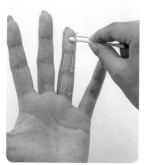

05　耳部・生物钟
〈一点式〉

用力按压代表生物钟、平衡感反射区的无名指指腹中心 10 秒钟，然后在各个关节往下滑动按压。

消除肩颈酸痛

要刺激的反射区

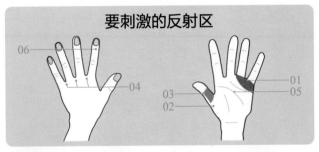

刺激从颈部到脊柱的广大范围区域来促进血液循环。消除肌肉僵硬块。

棉签养生手部篇

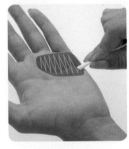

01 肩胛骨〈锯齿式〉

圈出反射区后，锯齿式上下按压化解肌肉僵硬块。

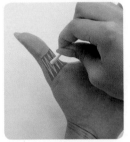

02 脊柱〈一点式〉

从指尖到手腕方向每隔 5 毫米点压大拇指侧面。可重复多次。

03 颈部〈锯齿式〉

锯齿式刺激反射区来缓解颈部僵硬。

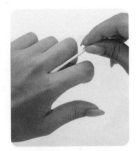

04 肩部·淋巴结
〈一点式〉

垂直用力按压指缝的位置 5 秒钟，促进肩部血液循环。共 3 处。

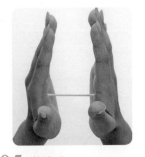

05 劳宫穴
（穴位）〈转动按压式〉

将棉签夹在两只手中间，用棉签两头按压劳宫穴。反向扭动手掌使周围也得到刺激。

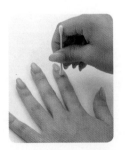

06 视神经·耳部
〈一点式〉

垂直轻按指甲和第 1 关节的中间。从食指至小指共 4 处。

刺激副鼻窦 · 脑垂体 · 三叉神经 · 肾脏 · 肾上腺 · 小肠**反射区**

应对鼻炎 · 花粉症

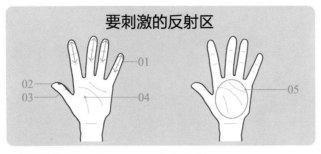

要刺激的反射区

激活各个器官的同时刺激小肠,以此来提高免疫力。

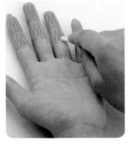

01 副鼻窦〈锯齿式〉

在食指至小指的第 1、2 关节上呈锯齿式上下涂抹。也推荐可以促进黏膜循环活力的一点式按压。

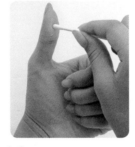

02 脑垂体
〈一点式〉

充分按压大拇指指纹中心 10 秒钟。

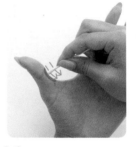

03 三叉神经
〈直线式〉

通过刺激三叉神经的知觉神经来应对发痒。可以来回摩擦。

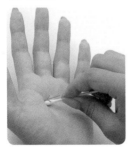

04 肾脏 · 肾上腺
〈一点式〉

在食指和中指之间的延长线和生命线上,朝着大拇指方向深深地按压。

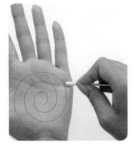

05 小肠
〈漩涡式〉

在整个手掌大漩涡式按压来调节小肠,提高免疫力。

06 视神经 · 耳部
〈一点式〉

垂直轻按指甲和第 1 关节的中间。从食指至小指共 4 处(图片参考 P52 的 05)。

专栏 03

你所不知的手部棉签反射疗法

在进行棉签反射疗法时，会有不是反射区但按压时感觉很舒服的地方。这种时候，就当作是身体主动要求按摩，而不要在意是不是反射区这回事了。特别是在手掌的"手相线"上按压的时候心情格外舒畅！因为可以很自然地刺激到周围的反射区，所以不想思考哪里是反射区的时候最适合。

Part 4

棉签养生耳部篇
一起来刺激耳部反射区吧

棉签反射疗法的一大特点是轻便。

耳朵虽小，但却集中了全身的反射区。

而且因为离大脑近，反射效果也能最早感受到。

和掏耳朵一起进行棉签反射疗法，不错吧？

一起来记耳部反射区吧!

耳部反射区图

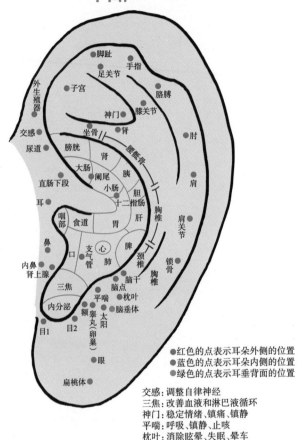

脚趾
手指
足关节
胳膊
外生殖器
子宫
膝关节
神门
肾
坐骨
交感
肘
尿道
膀胱
肾
腰骶骨
大肠
阑尾
胰
肩
直肠下段
小肠
胆
十二指肠
胸椎
肝
肩关节
耳
咽部
食道
胃
锁骨
鼻
支气管
心
脾
肺
颈椎
内鼻
口
胸椎
肾上腺
脑干
三焦
脑点
内分泌
平喘
枕叶
目1
额
太阳
脑垂体
目2
睾丸(卵巢)
眼
扁桃体

●红色的点表示耳朵外侧的位置
●蓝色的点表示耳朵内侧的位置
●绿色的点表示耳垂背面的位置

交感:调整自律神经
三焦:改善血液和淋巴液循环
神门:稳定情绪、镇痛、镇静
平喘:呼吸、镇静、止咳
枕叶:消除眩晕、失眠、晕车

小地方云集全身穴位　效果直接传递到大脑

　　对耳朵使用棉签总会想到掏耳朵,但棉签的作用不止于此。耳朵上有诸多的反射区和穴位,小小的空间网罗了全身的穴位。因为反射区密集,所以如果用手指按摩的话,会连带边上的反射区一起刺激到。这种时候如果用棉签的话,就可以像针一样准确地捕捉到微小的反射区。

　　需要特别强调的是,和其他部位不同,耳部离脑部很近,是头部的

棉签养生耳部篇

一部分。如同寒冷的日子里通过揉耳朵就会使全身变暖一样,耳部的刺激能够快速直接地传达到脑部。可以说比起其他部位,耳部是能最快传达按摩效果的部位。

另外,耳部在日常生活中不太被触摸到,本身也不会动,也不太会被拿来按摩。正因为不习惯受刺激,所以进行棉签反射疗法时耳部会切实感受到舒适。

观察耳部,检查健康

按压耳部比其他部位更容易出效果。事实上,耳部也很适于观察身体状况。用棉签按压各个反射区,检查一下有没有感到疼痛或者和平时感觉不一样的地方(长痘、脱皮、血管凸起、发黏、按压时会疼痛)。除了自己的耳朵,帮忙看一下伴侣和家人的耳部也不错啊。发现异常的话,马上对照反射区图来确认对应的反射区。检查自己耳部的时候请使用镜子来把握准确的位置。如果对应的是胃部反射区,说明过食;如果是肺部反射区,则有感冒的倾向……耳部会告诉我们身体的状况(参照 P66 的专栏)。

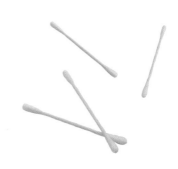

耳部反射区和穴位几乎是相同的,所以反射疗法步骤中会出现几个穴位。因为是重要穴位,最好记一下。

* 支配穴位:被称为"神门",在开始施行反射疗法之前刺激一下,对改善不良的身体状况很有帮助。和足底的涌泉穴一样,是改善类似自律神经失调等原因不明的不适症状的能量穴位,也被称为向神祈祷改善身体不良状况的部位。可以一边按压这个穴位,一边祈祷"头痛消失"。

* 心脏穴位:别名"心"。要如同触碰心脏一样轻柔地按压。想要思考事情或者想恢复元气的时候可以按压这里。

耳部棉签反射疗法这样做

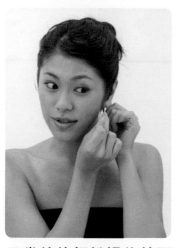

实施姿势

坐着躺着都能操作。避开容易跟人碰撞的场所以及摇晃的姿势，请在安全的场所进行。给他人做的时候，采取两个人互相放松的姿势。像掏耳朵时那样枕在大腿上也可以。

日常就能轻松操作的耳部反射疗法

如同在国外被用于警察搜查一样，耳朵的形状因人而异。首先用镜子来检查一下自己的耳朵形状和耳垂大小等，再来确认与反射区图上各个位置之间的差异吧。

其次，反射疗法使耳朵的血液流动突然变好，有时会引起耳朵痛或头痛。在进行棉签反射疗法前后多晃动颈部，做好耳朵的血流能够流向全身其他部位的准备。轻轻揉动耳根、耳朵周围的头皮以及耳朵本身各 30 秒左右，效果更佳。

按压反射区的时候，要一个点一个点充分仔细地按压。可以按压粉刺部位，但要在把握好相对应的脏器之后轻柔地按压。因为反射区在外耳，所以也推荐和对方确认好位置后相互进行。帮对方按压时，要特别温柔小心，以免给对方造成恐惧感。一边用棉签碰触一边寻找反射区时容易产生咔嚓咔嚓的声音，会给对方带来超出想象的不快感。

专栏 04

通过耳朵检查健康！
告知身体不适的信号

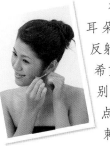

在进行掏耳朵和棉签反射疗法时，希望大家特别注意两点，即"粉刺"和"干燥"。用镜子确认准确的位置之后，检查一下反射区对应的是哪个部位吧。

粉刺因为很醒目，所以传达了"希望进行护理"的信号。根据颜色不同，代表的意思和处理方法也随之不同。

干燥起皮代表对应的脏器疲惫发僵，是免疫力低下的影响所致。从耳部反射区到脑部再从脑部向各个器官传递刺激，让我们通过耳部来帮助脏器发挥作用吧。

心脏的反射区——耳垂部分也很有趣。左耳垂有褶皱的人容易感到疲惫，可能会有心悸等心脏功能的问题；右耳垂有褶皱的人显示有血液循环不好、畏寒、慵懒等和心脏相关的症状，以及精神萎靡等精神方面的问题。

根据粉刺的颜色区分不良身体状况

○白色：对应脏器之前或者现在状态不好，为了恢复原状正在活跃地进行活动 ⇨ 观察过程

●红色：精神压力正在影响对应脏器 ⇨ 像疗伤般轻轻地触摸

●黑色（看上去像毛孔里的黑头）：慢性不良的脏器需要护理 ⇨ 像扫除代谢物般地刺激

改善头痛·花粉症·焦虑症

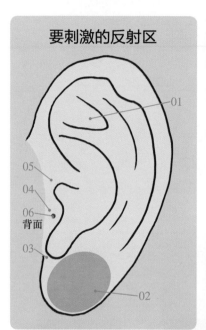

要刺激的反射区

05
04
06
背面
03
01
02

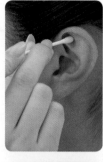

01 支配穴位

（神门）〈一点式〉

将棉签垂直放在穴位上，朝着侧头部按压10秒钟。

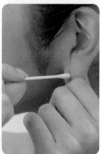

02 头部

〈点状式〉

用大拇指顶住耳垂后方拉伸耳垂，点状式按压刺激整个耳垂。

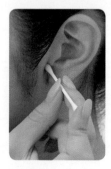

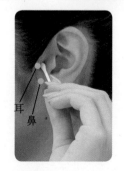

耳
鼻

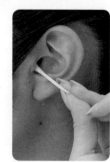

03 眼睛

〈一点式〉

在此反射区刺激眼睛黏膜。以感到舒适的力度按压5秒钟。可以一边充分地眨眼睛一边进行。

04,05 鼻子·耳朵

〈一点式〉

以感到舒适的力度分别按压两个点各5秒钟。因为面积很小，一定要按准确。

06 肾上腺

〈一点式〉

按压04的内侧、耳孔入口处。由内而外按压5秒钟。

棉签养生耳部篇

刺激支配穴位 · 交感神经 · 心脏穴位 · 后颈部 · 肾上腺 · 喉部**反射区**

消除抑郁 · 提升活力

要刺激的反射区

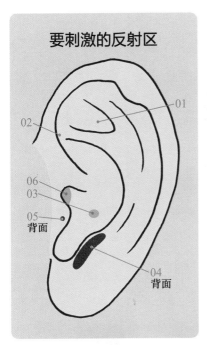

01 支配穴位（神门）〈一点式〉

将棉签垂直放在穴位上，朝着侧头部按压 10 秒钟（参照 P62 的 01 ）。

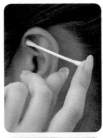

02 交感神经

〈一点式〉

从后往前扎入般，按压外耳内侧弯曲部分 5 秒钟。

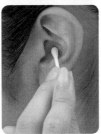

03 心脏穴位

（心）〈一点式〉

轻柔地将棉签放在耳朵正面的中心，轻轻地按压 10~30 秒钟。可以同时进行深呼吸。

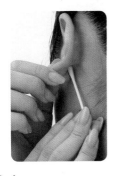

04 后颈部〈一点式〉

从背面刺激耳垂的内侧。正面用手指支撑固定住。变换位置按压整个耳垂。

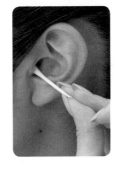

05 肾上腺〈一点式〉

从耳孔入口突起处的内侧向外侧打开，按压 5 秒钟。能够给予畅快的刺激。

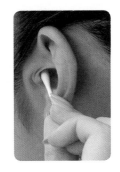

06 喉部〈一点式〉

按压比 05 稍稍偏上靠近耳孔的位置。像要撑开耳孔似的朝前按压。

刺激支配穴位·子宫(生殖器)·外生殖器·内分泌·卵巢(睾丸)·骨盆反射区

调整荷尔蒙 · 应对备孕 · 更年期 · ED

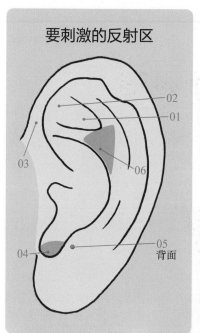

要刺激的反射区

03
02
01
06
04 05
背面

01 支配穴位(神门)〈一点式〉

将棉签垂直放在穴位上,朝着侧头部按压 10 秒钟(参照 P62 的 01)。

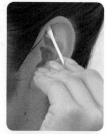

02 子宫·生殖器
〈一点式〉

别名"创造性穴位"。对解决月经和前列腺问题有效。倾斜 45 度角朝着脑部方向按压。

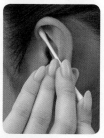

03 外生殖器
〈顶住尾部式·一点式〉

从外耳骨最前端的内侧按压。从棉签后面顶住弯曲部位的内侧,朝前按压 5 秒钟。

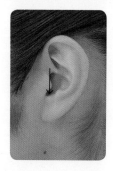

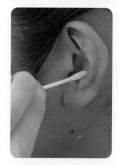

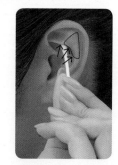

04 内分泌〈一点式〉

将棉签牢牢放在外耳最下端的沟槽底部,从上往下轻柔按压 10 秒钟。

05 卵巢·睾丸〈一点式〉

将棉签向外平放,从耳垂上方突起处的内侧将突起处往下放倒似的按压。

06 骨盆〈一点式〉

将棉签放入可以嵌入的地方朝上按压。可以纠正骨盆位置,改善血流状况。

棉签养生耳部篇

刺激颈部至胸椎·背部·眼部·胳膊·骶骨反射区

改善肩酸·腰痛·背部疼痛

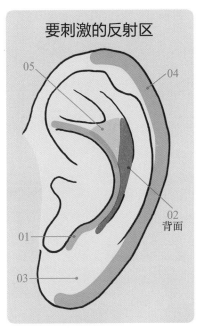

要刺激的反射区

05
04
02
背面
01
03

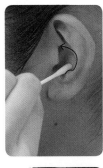

01 颈部至胸椎
〈一点式〉

从耳槽内测沿着代表脊柱线的外耳朝外按压，像打开耳朵似的从下往上一点一点仔细按压。

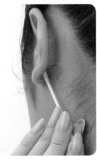

02 背部
〈一点式〉

在 01 的背面，从耳根处开始一点一点仔细往上按压，像要把耳朵和大脑分离一般。

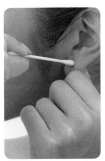

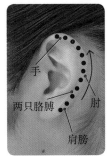

手
两只胳膊
肘
肩膀

03 眼部（视力）
〈一点式〉

用大拇指支撑住耳垂背面垂直按压。如果有耳洞的话，要注意好好护理。

04 胳膊
〈一点式〉

从背面支撑住，一点一点向上仔细按压。这里是对应肩膀到手掌的位置。

05 骶骨
〈一点式〉

用棉签侧面从下往上按压，可以扶起骶骨摆正姿势。

专栏05

耳洞代表的意义

耳部虽小，却存在着诸多的反射区。看看反射区图，你会发现很多人在反射区的位置留有耳洞。

接下来要说的是有点偏灵性的话题。耳洞有"和上面的世界相连接"的意思。举行巫术仪式的民族都把耳洞开得很大吧。因为耳洞越大感受力也会越强，所以也有人认为"打开耳洞可以看到原本看不见的东西"……相反，平时就"容易看到东西"的人，为了抑制这种能力，也会戴水晶耳环等等。

即使没有感觉到什么不同的人，为了保持气血的流畅，还是要保持耳洞的清洁，不要留有污垢。用耳洞专用的清洁工具（耳洞清洁线）等来保养吧。

另外，经常使用胳膊的人士，如果在胳膊反射区的外耳戴耳环的话容易变得疲惫，这也和反射区有关。这种情况下用耳骨夹来代替耳环可以保护反射区。如果你在意（耳洞位置和健康），还是试着确认一下耳洞和反射区的位置吧。

Part 5

棉签养生脸部篇
一起来刺激脸部反射区吧

脸部除了会显示身体的不适，
还能反映肌肤问题和暗沉等。
针对身体不适，对脚部、手部、耳部进行反射疗法比较有效，
但针对美容问题，还是脸部棉签反射疗法最有效果！

一起来记脸部反射区吧!

脸部反射区图

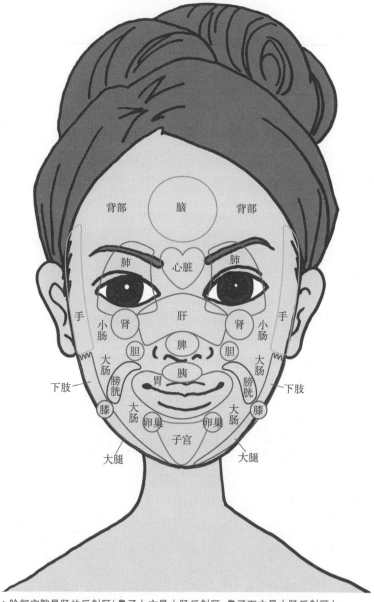

*脸部空隙是肠的反射区(鼻子上方是小肠反射区,鼻子下方是大肠反射区)

受脏器影响容易表现出身体不适

脸部能够像镜子一样反映出脏器的状态。吃多了就会长粉刺、疲劳了就会有黑眼圈等等,脸部作为反映内脏状态的例子早已广为人知。也有人是无意中意识到脸部和身体关系的吧?

因为身体不适容易反映在脸部,所以脸部适合用来观察身体的状态。但是,因为脸部不能接受强烈的刺激,所以并不适合改善脏器的不良状况。脸部反射疗法是解决因脏器状态不佳而导致的脸部美容问题,如黑眼圈、暗沉等,但不能从根本上解决脏器的不良状况,这点请大家注意。我们的目标就是保持脏器的良好状态,使其不在脸部出现问题。

每天早上只需要照个镜子就能观察到脸部状态。以美容效果为目标,我制定了几道程序,请大家一定要试试看。在使用高价化妆品前,也许用一根棉签就能改善在意的肌肤问题哦。(出问题的部位和反射区的关联在 P78 有详细解说)

因为是棉签,所以既卫生又不伤害肌肤

皮肤因为很薄,所以严禁强烈刺激。换句话说,只要小小的刺激就可以使淋巴循环顺畅,分解皮下的代谢物。还有,单在脸上的反射区画一画,就会令人舒服得想睡觉。既能给予敏感肌肤柔和的刺激,又能按摩到眼周等细小的地方,只有棉签才能做到。棉签是一次性的,且有抗菌功能,很卫生令人安心。早中晚随时可以进行,带妆也没问题。

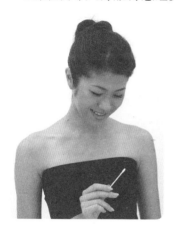

脸部棉签反射疗法这样做

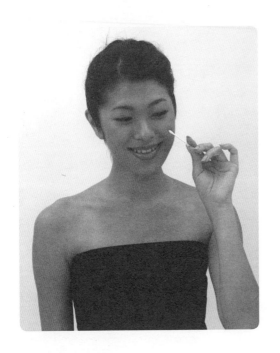

实施姿势

无论什么姿势都可以进行。因为脸部特别纤细，所以要十分注意按压的力度。抓住棉签的后半部分可以降低按压力度。

不要用力过度
不要按压过度

　　请大家一定要注意，不要用力过度，也不要老是按压同一个地方，因为脸部的肌肉、骨头和皮肤非常纤细。按压脸的时候，比起追求"痛到舒服"的程度，还是稍微轻一点、感觉力度不到位比较好。因为会发生一些情况，类似按摩当时没有问题，但之后会感到疼痛或者脸部发红。当由于棉签头部的棉花减少而感觉到硬硬的棉签轴时，要比按压其他部位更快地更换新棉签。

按压方法①

将棉签以 45 度角放在脸部,捏住棉签远端按压,可以准确传达刺激。

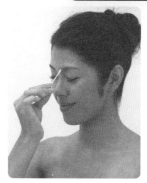

注意!这样做
很危险!

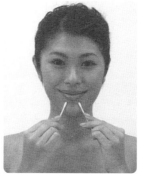

按压方法②

像瘦脸程序那样,最好是左右脸同时进行按压,推荐两只手拿着棉签同时刺激两个点。

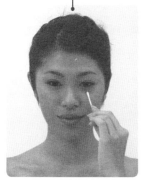

对于眼睛下面容易出现黑眼圈的地方,请绝对不要进行挤压式的刺激。按压到附近部位时,要注意不要让脸或者视线朝下,否则棉签容易刺入眼窝。

　　一开始请对着镜子,一边确认脸部反射区的位置一边进行。可以两手各持一根棉签,左右同时刺激("双刀流")。这种做法有平衡左右脸、缩短按压时间的优点。

　　针对脸部的拿棉签方法,基本原则是使用可以不过度用力、传递柔和刺激的"远拿式"。对棉签硬度感到不放心的人,可以将棉花部分稍微拉松一点,这样可以使触感变柔和。放在脸上的时候,如同提拉一般由下往上倾斜 45 度角。另外,在进行各个程序前,建议先捏眉丘放松或者先用两只手掌来温暖整张脸。

美颜课程

美白、促进血液循环、提拉、去除法令纹和黑眼圈。

促进血液循环、提高新陈代谢。

放松脸部,朝着拥有美好笑脸的表情美女前进吧!

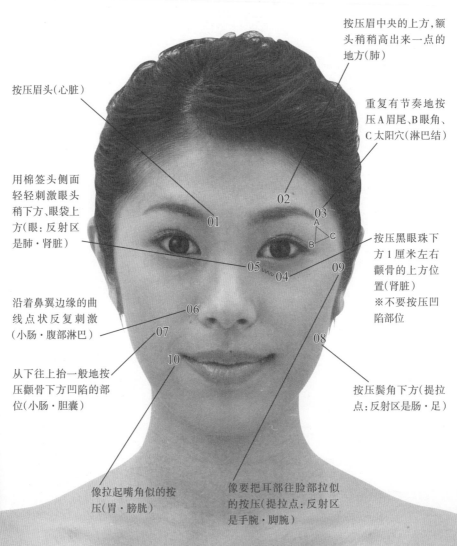

按压眉头（心脏）

按压眉中央的上方,额头稍稍高出来一点的地方（肺）

重复有节奏地按压A眉尾、B眼角、C太阳穴（淋巴结）

用棉签头侧面轻轻刺激眼头稍下方、眼袋上方（眼:反射区是肺·肾脏）

按压黑眼珠下方1厘米左右颧骨的上方位置（肾脏）
※不要按压凹陷部位

沿着鼻翼边缘的曲线点状反复刺激（小肠·腹部淋巴）

从下往上抬一般地按压颧骨下方凹陷的部位（小肠·胆囊）

按压鬓角下方（提拉点:反射区是肠·足）

像拉起嘴角似的按压（胃·膀胱）

像要把耳部往脸部拉似的按压（提拉点:反射区是手腕·脚腕）

＊左右两边脸都有01~10的按压点。

棉签养生脸部篇

按压点介绍

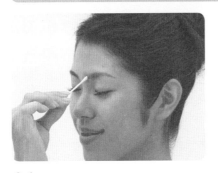

01 心脏〈一点式〉

让大脑意识到"马上要开始美颜按摩了"。像按开关似的按压眉头。

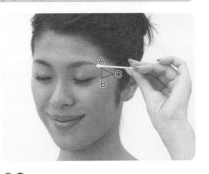

03 淋巴结〈一点式〉

重复有序地按压 A 眉尾、B 眼角、C 太阳穴。可以使脸部水分流通,消除浮肿。

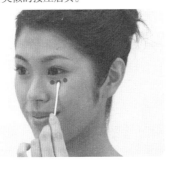

05 肾脏·眼部〈用侧面点压〉

在眼袋上方用棉签头侧面轻轻刺激直到眼珠下方(04)。能够滋润眼部,明亮眼神。

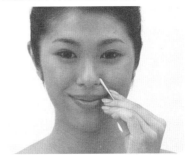

06 小肠·腹部淋巴·脾脏〈点状式〉

沿着鼻翼边缘的曲线点状反复刺激。可以改善腹部循环,同时提高脾脏的活力。

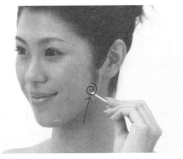

08 提拉点

转动按压鬓角下方,提拉耳朵前方的皮肤。08、09 是紧致脸部不可缺少的重要按压点。

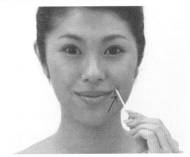

10 胃·膀胱

像拉起嘴角似的向上倾斜按压。能够给予嘴唇弹力,让嘴角自然上扬。也可以使胃和膀胱有张有弛。

恢复眼疲劳课程

促进内脏循环的同时,可以消除胳膊、脊背的酸痛和脑疲劳。

通过提高肺部活力使氧气顺利进入体内,

进而缓解眼疲劳,恢复视力。

按摩之前用手指捏捏眉毛做好放松工作吧。

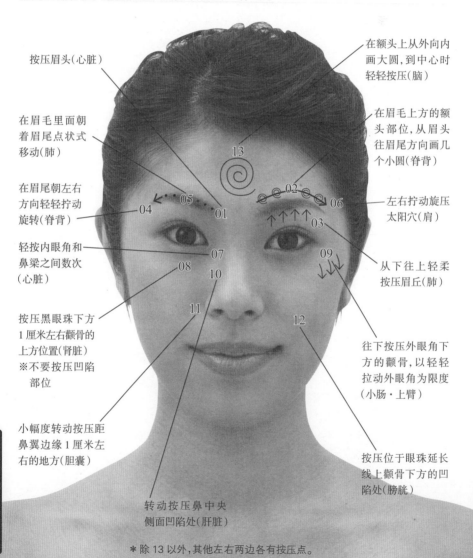

按压眉头(心脏)

在眉毛里面朝着眉尾点状式移动(肺)

在眉尾朝左右方向轻轻拧动旋转(脊背)

轻按内眼角和鼻梁之间数次(心脏)

按压黑眼珠下方1厘米左右颧骨的上方位置(肾脏)
※不要按压凹陷部位

小幅度转动按压距鼻翼边缘1厘米左右的地方(胆囊)

在额头上从外向内画大圆,到中心时轻轻按压(脑)

在眉毛上方的额头部位,从眉头往眉尾方向画几个小圆(脊背)

左右拧动旋压太阳穴(肩)

从下往上轻柔按压眉丘(肺)

往下按压外眼角下方的颧骨,以轻轻拉动外眼角为限度(小肠·上臂)

按压位于眼珠延长线上颧骨下方的凹陷处(膀胱)

转动按压鼻中央侧面凹陷处(肝脏)

＊除13以外,其他左右两边各有按压点。

棉签养生脸部篇

按压点介绍

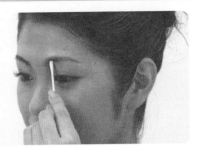

03 肺〈一点式〉

从眉毛下方往上轻柔提压眉丘,从眉头到眉尾一点一点认真充分地刺激。

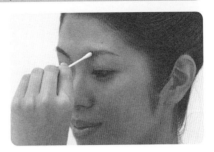

05 肺〈一点式〉

在眉毛里面从眉头朝着眉尾一点一点做点状式移动。这样会给肺部带来氧气,从而净化血液,明亮眼神。

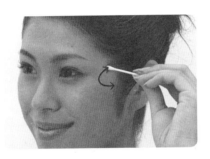

06 肩〈螺丝刀式〉

将棉签垂直放在太阳穴上,像要卷入周边皮肤似的左右扭动棉签轴。可以消除波及眼睛的肩酸。

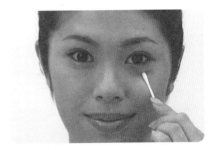

08 肾脏〈一点式〉

按压黑眼珠下方1厘米左右颧骨的上方位置。注意不要按压到眼睛下方皮肤柔软的凹陷部位。

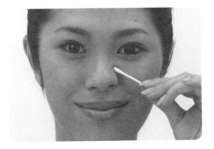

10 肝脏〈旋压式〉

鼻中央侧面有凹陷部分。将棉签垂直或者稍微倾斜放在上方做转动按压,最后用力按下去。

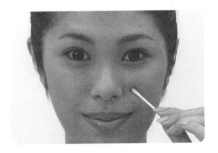

11 胆囊〈漩涡式〉

在距鼻翼边缘1厘米左右处画圆般描绘小漩涡,到达中心后按压。

瘦脸课程

去除双下巴、松弛和缩小因为咀嚼而发达的咬肌（消除国字脸）。

从脸部下方提拉的同时，放松各个反射区。

消除皮下瘀滞，恢复骨骼位置，朝着紧致小脸前进吧！

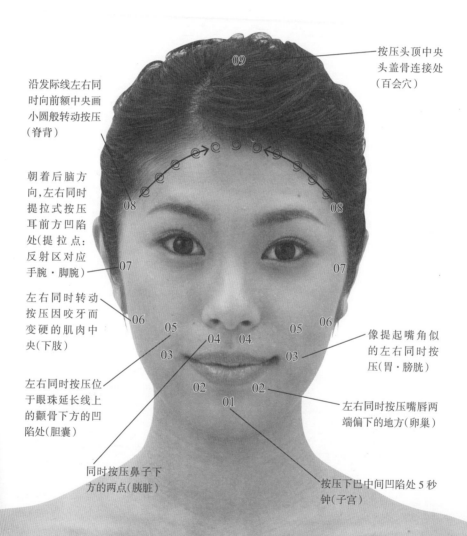

按压头顶中央头盖骨连接处（百会穴）

沿发际线左右同时向前额中央画小圆般转动按压（脊背）

朝着后脑方向，左右同时提拉式按压耳前方凹陷处（提拉点：反射区对应手腕·脚腕）

左右同时转动按压因咬牙而变硬的肌肉中央（下肢）

左右同时按压位于眼珠延长线上的颧骨下方的凹陷处（胆囊）

像提起嘴角似的左右同时按压（胃·膀胱）

左右同时按压嘴唇两端偏下的地方（卵巢）

同时按压鼻子下方的两点（胰脏）

按压下巴中间凹陷处5秒钟（子宫）

棉签养生脸部篇

＊除01和09以外，其他都采用两手持棉签左右同时刺激的"双刀流"做法，以此保持左右对称。

＊01、02、06、07都不是针对反射区进行的，所以不做也没关系。09是百会穴。

按压点介绍

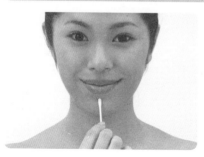

01 子宫〈一点式〉

从容易堆积疲劳的脸部最下端开始，倾斜45度角按压下颚中央凹陷部位。

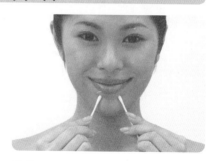

02 卵巢〈一点式〉

左右同时按压嘴唇两端偏下部位，倾斜45度角从下往上顶。

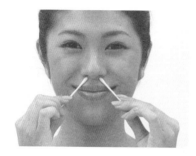

04 胰脏

同时按压鼻子下方的两点。如果有僵硬感，可以稍微挪一下位置进行数次，能够消除皮下瘀滞。

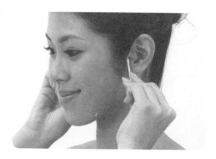

07 提拉点

朝着后脑方向，左右同时提拉式按压耳前方能感觉到的颚关节凹陷处。

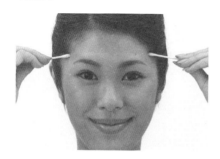

08 脊背〈旋压式〉

沿着发际线向前额中央做转动按压刺激。除了能消除酸胀、提拉紧致外，还能产生脸部和发际线分明的小脸效果。

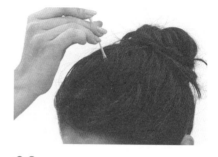

09 百会穴〈一点式〉

用力按压位于脸部中心和耳部延长线上的头顶中央头盖骨连接处。有拉紧整个头盖骨的效果。

反射区出现问题的原因

脸部反射区，与其说会远距离给脏器传送刺激，不如说是能够显现脏器状态的"身体成绩单"。

每天保养肌肤的时候，会很在意镜子里照出来的暗沉、细纹和粉刺等东西吧？

请试着对照一下脸部反射区图。

应该可以切身体会到脸部反映出来的脏器问题！

以下介绍几个反射区传递给我们的信息。

◆心脏

都说眉间出现皱纹是"抑郁症"的前兆。的确，皱眉总是发生在有烦心事或者思考难题等时候。心情不再Happy，笑容也会跟着消失。保持该反射区饱满无皱纹的干净状态，在美容和精神方面都相当重要。

◆肾脏

疲劳的时候，是不是眼睛下方的黑眼圈会很明显？肾脏失衡的时候，会让人感到疲倦或者使肌肤暗沉。眼睛下方肾脏的反射区凹陷、出现黑眼圈的时候，请当成是肾脏发出的求救信号。

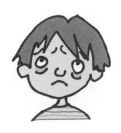

◆膀胱

与法令纹状态同步。法令纹变深、脸部失去弹性，实际上表示膀胱的弹性也在变弱。最近出现尿频或者漏尿等状况的人士，请试着注意保持曲线分明的脸部。身体的核心区域紧实之后，你是否感觉到膀胱也自然而然地变紧致了呢？

◆胃

嘴巴周边是胃部的反射区。胃不好时,是不是会得口角炎或者嘴唇干燥呢?据说口腔黏膜代表着一定比例的胃黏膜。容易得口角炎或者因口腔干燥症而特别口渴的话都是胃部发出的求救信号。请多吃一些易消化的低刺激性的食品。很快就有饥饿感或者吃得再少也瘦不下来的人士,可以用棉签刺激嘴唇两侧来拉紧嘴角。这样做可以拉紧胃部,使嘴馋减半。

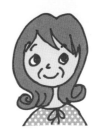

◆肝脏

表达醉酒状态时,经常画出红色的鼻子和脸颊。鼻子和脸颊部位的肝脏反射区能够如实地反映肝脏的状态。当这个部位变红时,表示肝脏为了分解酒精在拼命地进行代谢活动。该反射区颜色不好或者肿大的话说明肝功能在衰退。

得了花粉症或者感冒的时候,我们是不是总是下意识地去揉这一区域或是胆囊的反射区?这是因为肝脏正拼命地和病毒病菌对抗、代谢药物。请仔细轻柔地按摩该区域来激活肝功能。

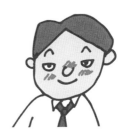

◆肠

大肠、小肠的反射区并没有特指哪个区域,而是分布在脸部主要脏器之间的缝隙部位。鼻孔上方的缝隙对应小肠,鼻孔下方则是大肠。长小疙瘩代表便秘?畏寒症?还是排毒不好?没错,小疙瘩反映的是肠的状态。

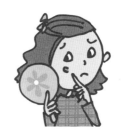

◆胰脏

应该有人鼻子下方容易长毛或者胡子,或者喝口牛奶就会沾上一圈"白胡子"吧?鼻子下方是胰脏的反射区。胰脏是消化甜食的脏器,若胰脏的负担大,可以推断出这个人平时经常吃甜食。这个反射区长毛是为了保护变弱的胰脏。胰脏功能较弱的人在饭后容易感觉到强烈的睡意。

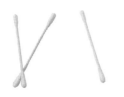

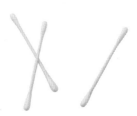

棉签养生 Q&A 理疗师来回答

Q 可以穿着袜子进行足部反射疗法吗?

外出时想要不动声色地按摩足部,但是不脱袜子会不会没有效果?

A 效果不变,且更加安全。

棉签虽小却很尖锐,所以即使隔着袜子,效果也不会打折扣。而且在肌肤和棉签之间多了一层袜子之后,反而更加安全,可以尽情地进行反射疗法。还有的人因为容易用力过度而故意不脱袜子,只要在某种程度上记住反射区位置就好。穿着袜子做总比什么都不做的好。想做的时候就请随时动手吧。

Q 什么时候进行比较好?

为了让棉签反射疗法出效果,有没有推荐的时间段?

A 基本上任何时候都 OK。

无论哪个部位、什么时候进行都会有效果。从方便操作的角度来说,在泡澡或者泡脚之后按摩足部比较好。因为此时肌肉松弛变软,所以棉签可以将刺激传送到深处。另外耳部也是在洗澡后进行比较好,因为此时血液循环变好,不容易感觉到尖锐刺激带来的疼痛。耳部能起到很大的放松作用,所以入睡前进行按摩的话能够很好地入眠。相反,腰痛的人可以利用早上在被窝里刺激耳朵,这样的话一整天都能积极行动。想要妆效服帖的人头天晚上可以进行美颜课程;瘦脸课程因为要花点时间才能出紧致效果,所以可以在早上化妆的时候进行,等到了公司时瘦脸效果正好出来。手部只要有空请随时按摩!

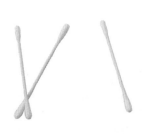

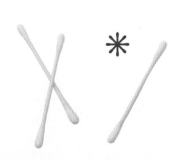

Q 棉签反射疗法对皮肤好吗？

用棉签刺激脸部的时候，会使肤质也变好吗？

A 随着代谢物的排出，肌肤会变得柔软。

强烈的刺激会戳痛皮肤，舒适的刺激却会激活肌肤。棉签在刺激脏器、提拉紧致肌肤的同时，还会带走皮下的代谢物，所以按摩之后可以切身体会到硬块消失，肌肤整体变得柔软。

"怎么素颜按摩棉签也会变成茶色？"这是毛孔里浮出的污垢造成的。皮脂分泌正常，即使不用护肤品肌肤也会自然滋润。担心刺激的人可以用化妆水浸润棉签头部的棉花。严禁会引起内出血的过度操作。

Q 棉签总是一下子就折断了。

刚用一会儿棉签轴就弯了。是因为用力过度了吗？

A 可能是因为没有正确地刺激。

棉签轴容易弯曲，可能是因为对反射区的刺激方向偏了。如果没有意识到"自己按压的是哪个反射区"，就可能朝着错误的方向用力，给棉签造成负担。从手持的一端朝另一端垂直用力应该不会容易折断。只要棉签头不脏或者棉签轴没有露出来，折了的棉签也可以继续使用。

Q 除了棉签还有别的什么工具推荐吗？

A 一起用的话推荐"汤勺"。

要大面积用力滑动按压的时候，推荐吃拉面时使用的"汤勺"。建议细小的地方用棉签，大范围的部位用"汤勺"。

棉签能够刺激到骨头深处等深层部位，纤细、有效，是最好的按摩工具。我尝试过各种各样的工具，其中，塑料的肌肤触感不好；足部按摩棒容易沾上污垢和汗水，不卫生；牙线太细有点恐怖，折断时尖的部分也很危险。从卫生和安全的角度来看，棉签也是遥遥领先的。

Q 过于用力按压导致内出血！

A 揉动周围皮肤来疏通淤血。

万一内出血的话，就用手掌捋周围的肌肤。通过轻轻地揉动，可以疏通皮下淤血，帮助早日治愈。

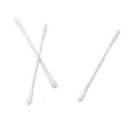

图书在版编目（CIP）数据

你所不知的棉签养生法／（日）市野小织著；牛莹
莹译. —上海：上海世界图书出版公司，2016.5
　ISBN 978–7–5192–0538–6

Ⅰ.①你… Ⅱ.①市…②牛… Ⅲ.①穴位按压疗法
Ⅳ.①R245.9

中国版本图书馆CIP数据核字（2015）第317014号

MENBOU REFLEX © TATSUMI PUBLISHING CO., LTD. 2013
Original Japanese edition published in 2013 by TATSUMI PUBLISHING CO., LTD.
Simplified Chinese Character rights arranged with TATSUMI PUBLISHING CO., LTD.
through Beijing GW Culture Communications Co., Ltd.

责任编辑：苏　靖
责任校对：石佳达

你所不知的棉签养生法

[日] 市野小织 著　牛莹莹 译

上海世界图书出版公司出版发行
上海市广中路88号
邮政编码　200083
上海景条印刷有限公司印刷
如发现印装质量问题，请与印刷厂联系
（质检科电话：021–59815625）
各地新华书店经销

开本：890×1240　1/32　印张：2.625　插页：2　字数：100 000
2016年5月第1版　2016年5月第1次印刷
ISBN　978–7–5192–0538–6/R·368
图字：09–2015–143号
定价：28.00元
http://www.wpcsh.com
http://www.wpcsh.com.cn